ars vivendi

Tina &
Horst Herzig

Mohn

Geheimnisvolle, schlichte Schönheit

ars vivendi

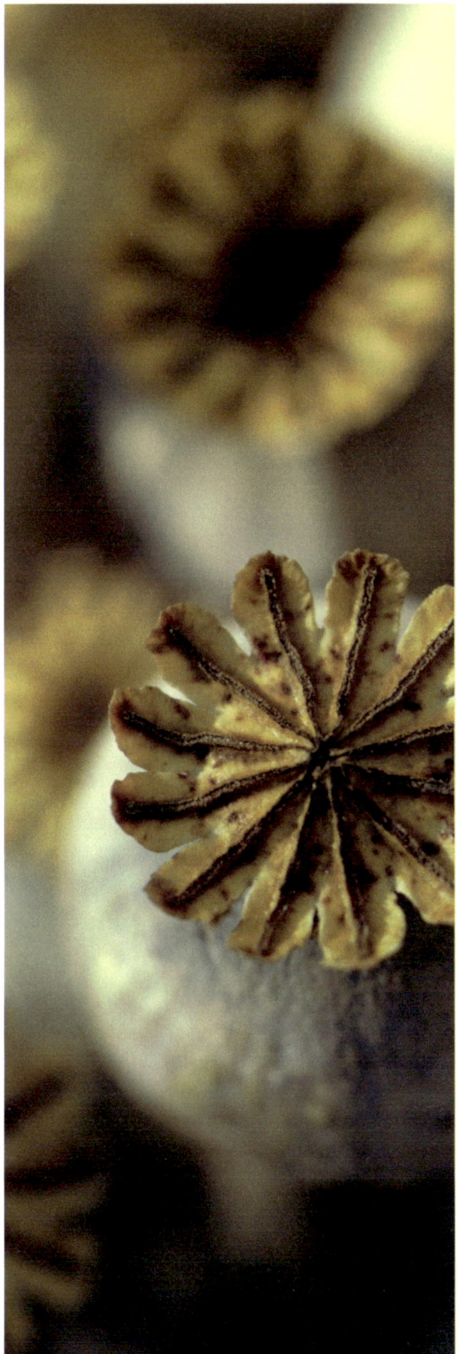

Inhalt

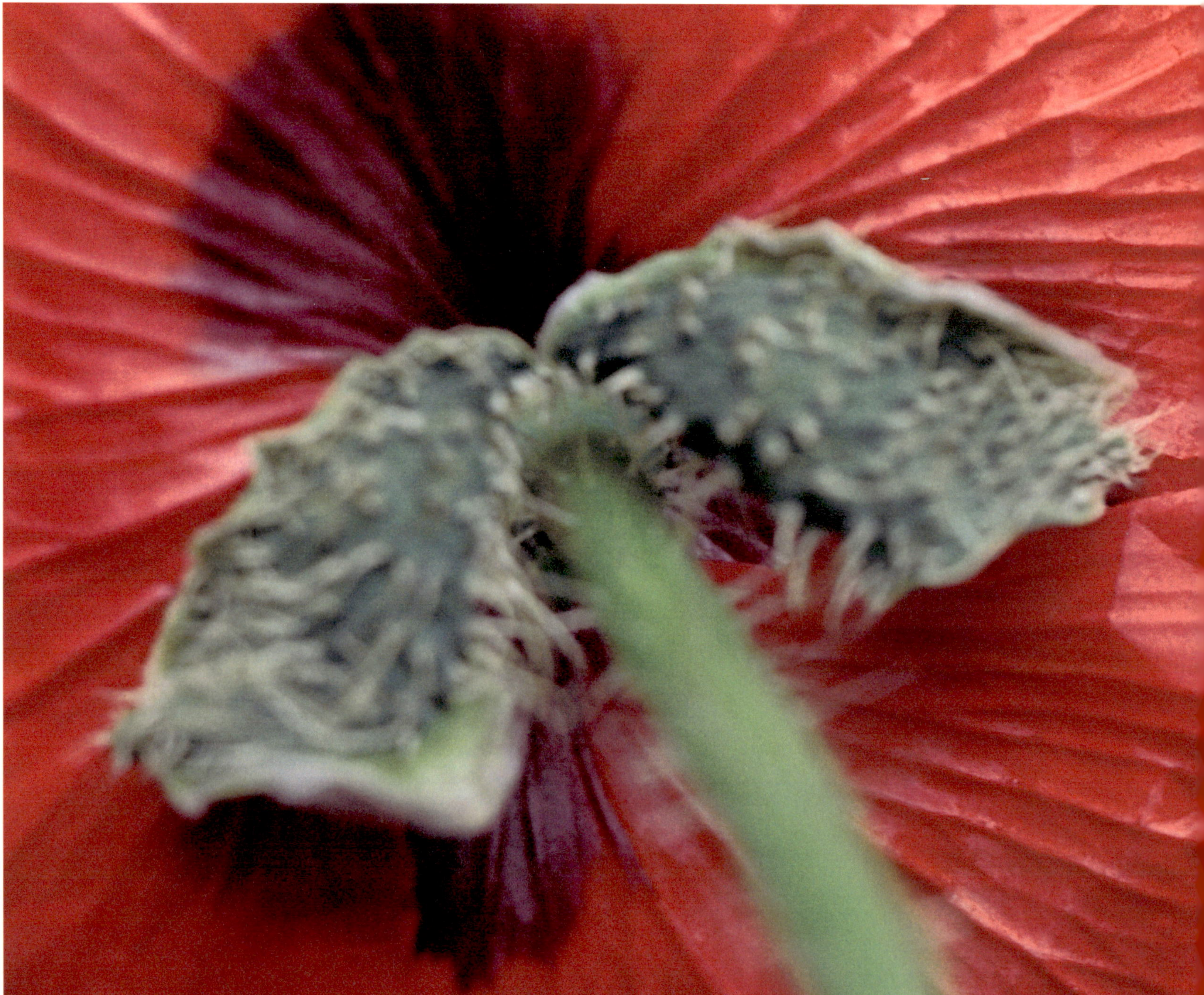

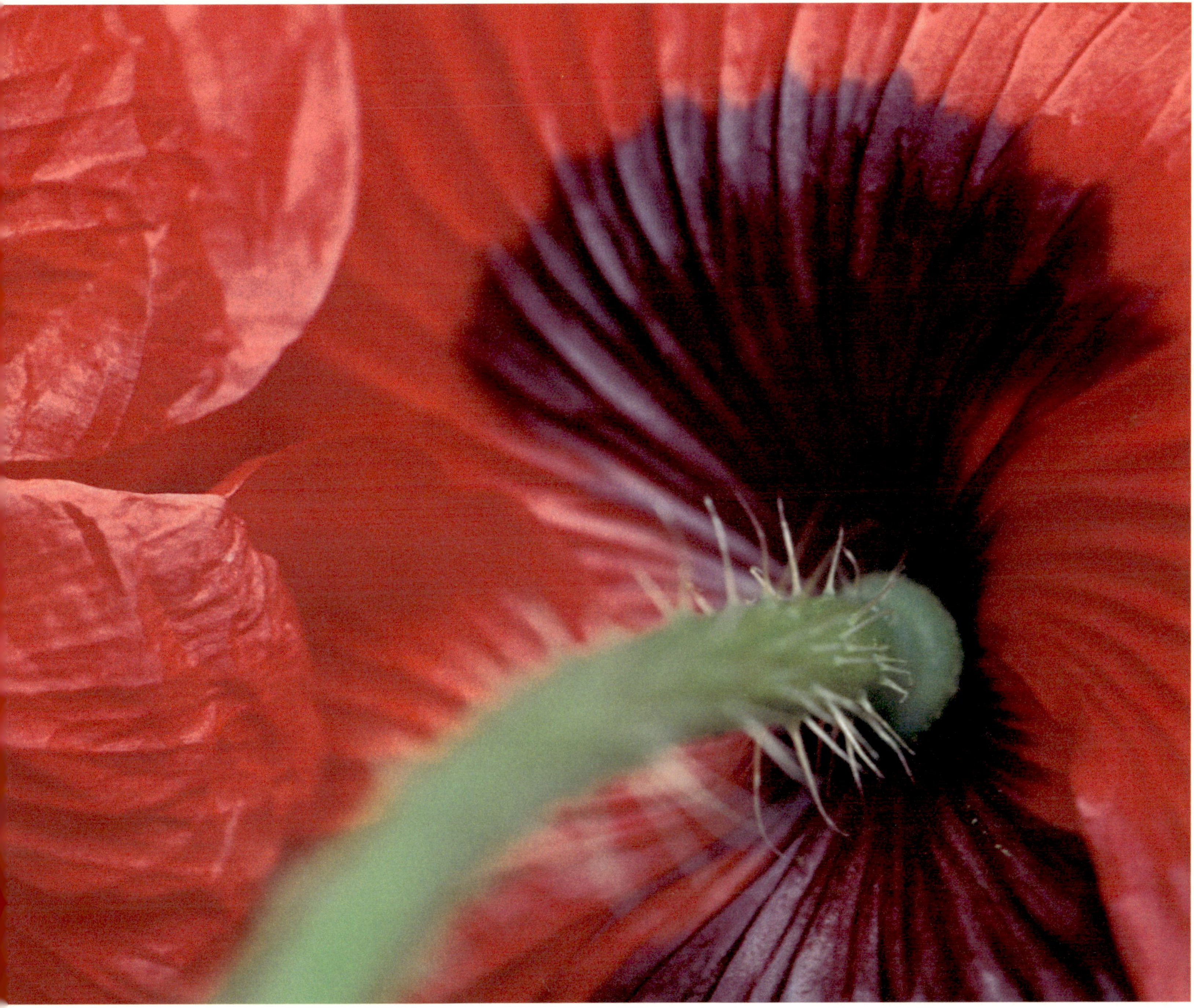

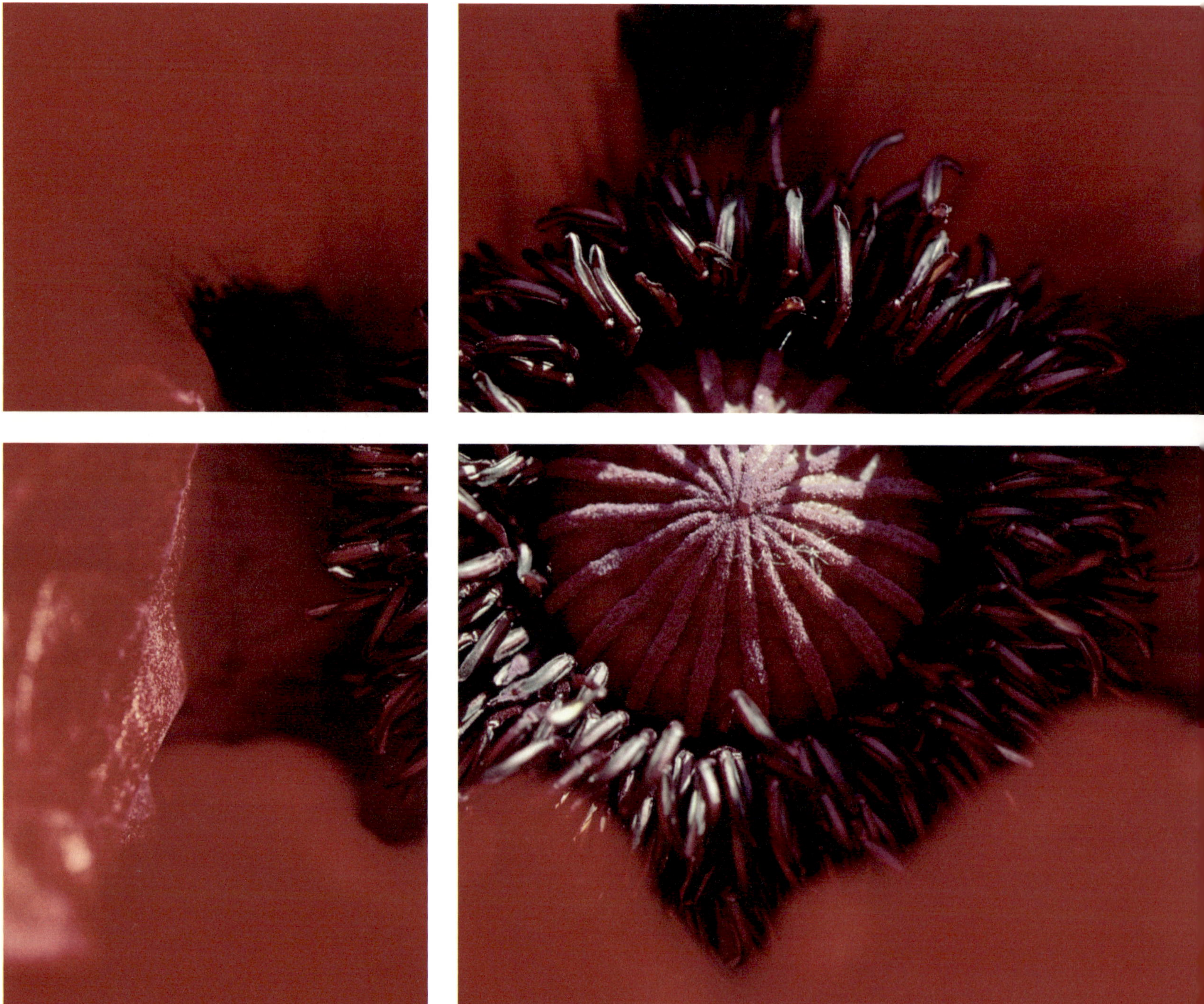

> *Unsagbar leicht*
> *schweben zu Boden*
> *die Blüten des*
> *Mohns!*
>
> *Etsujin*

Vorwort

Denkt man an Mohn, ist das flammend rote Leuchten des Klatschmohns im goldenen Feld meist das erste Bild, das einem in den Sinn kommt. Damit ist der facettenreichen und faszinierenden Pflanze aber noch längst nicht Gerechtigkeit getan: Mohn hat noch viele andere Gesichter, die es zu entdecken gilt. Obwohl häufig als Unkraut verschrien, hat diese Blume zahllose Menschen berührt, begeistert und neugierig gemacht. Mohn gibt es heute in vielen Sorten, er ist zu einer beliebten Zuchtblume geworden, so vielfältig wie seine Symbolik.

Seine ursprünglichste Bedeutung ist bereits voller spannender Widersprüche: Blume der Fruchtbarkeit, Symbol der Vergänglichkeit und des Todes. Der Mohn ist die rauschhafte Pflanze, die zur Besessenheit führen kann, und eine reizende Kostbarkeit der Natur in leuchtenden Farben. Die zarten Blüten, die so schnell der Vergänglichkeit anheimfallen, betrachtet der Mensch mit Freude und Wehmut zugleich.

Dieses Buch fängt die spannungsreiche Vielfalt des Mohns ein. In Bildern und Worten spiegelt sich der geheime Reichtum dieser Blume.

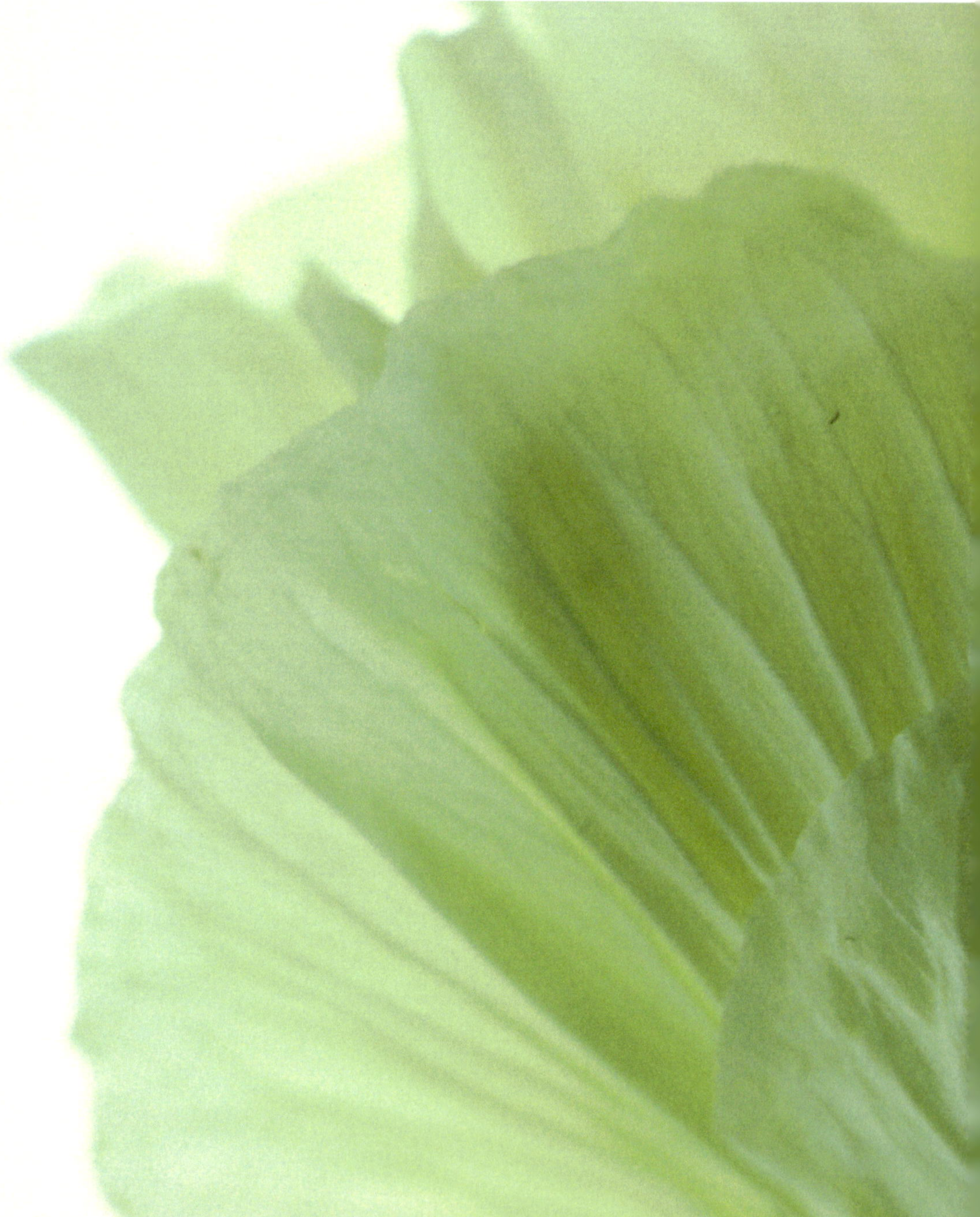

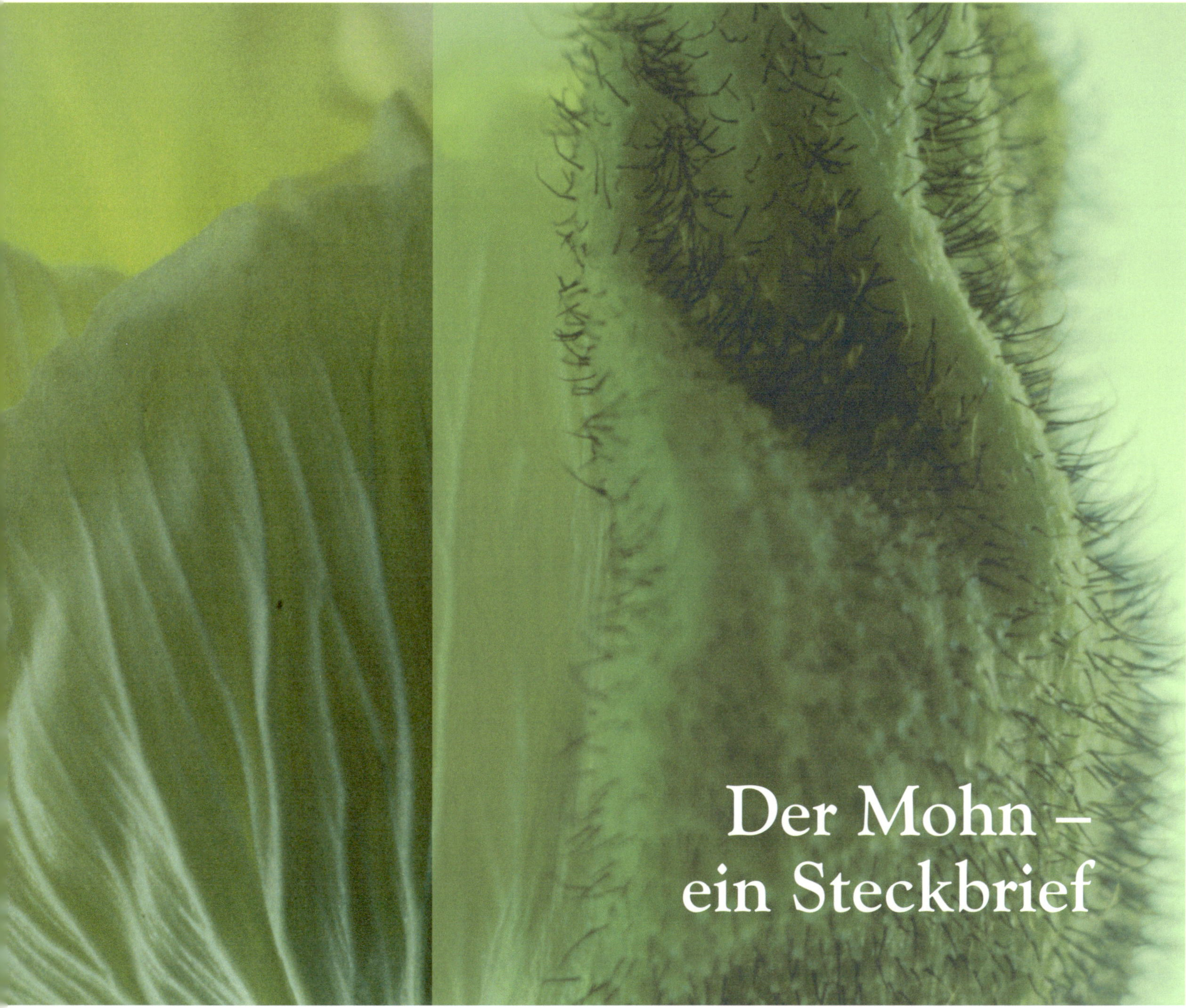

Der Mohn – ein Steckbrief

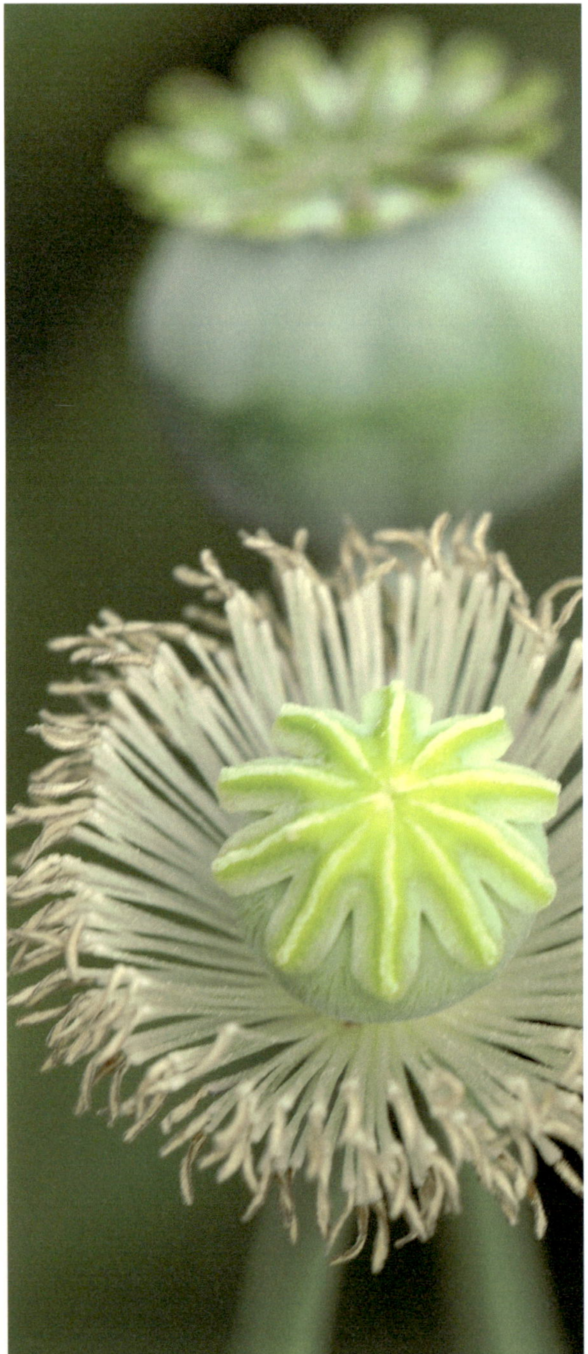

Steckbrief

klimatische Bedingungen:	günstig sind Regionen mit kalten Wintern
Farben:	vielfältig, vor allem aber rot, rosa, orange, gelb und weiß
Höhe:	je nach Art zwischen 40 cm und 1,5 m
Einpflanzbedingungen:	Frühjahr, im Abstand von ca. 30 cm, evtl. einmal düngen
Bodenbedingungen:	durchlässiger, fruchtbarer Boden
Standortbedingungen:	sonnig und windgeschützt. Die Samen sind sogenannte Lichtkeimer, d.h. sie wollen noch Sonne »sehen« und sollten deswegen flach gesät werden
Kultur:	wenn der Mohn verblüht ist, bodennah abschneiden
Vermehrung:	durch Aussaat. Möglich ist bei hohen Arten, beispielsweise Sorten von *papaver orientale*, auch die Vermehrung durch Wurzelschnittlinge im Winter. Die niedrigen Sorten sind kurzlebig und müssen normalerweise nach 2 oder 3 Jahren ausgetauscht werden

Systematik

Reich: Pflanzen (*plantae*)
Unterreich: Grünpflanzen (*viridiplantae*)
Überabteilung: Samenpflanzen (*spermatophyta*)
Abteilung: Bedecktsamer (*magnoliophyta*)
Klasse: Dreifurchenpollen-Zweikeimblättrige (*rosopsida*)
Unterklasse: Hahnenfußähnliche (*ranunculidae*)
Ordnung: Mohnartige (*papaverales*)
Familie: Mohngewächse (*papaveraceae*)
Unterfamilie: *papaveroideae*
Gattung: Mohn (*papaver*)
Arten: z.B. Alpenmohn (*p. alpinum*), Sandmohn (*p.* argemone), Marienkäfer-Mohn (*p. commutatum*), Türkischer Mohn (*p. orientale*), Klatschmohn (*p. rhoeas*), Schlafmohn (*p. somniferum*)

Die Blumenknospe, schwer von der Fülle der Blütenblätter, die sie birgt, neigt sich immer tiefer bis zu ihrer endgültigen Reife. Sie öffnet sich: Leicht zerknittert entfalten sich die seidigen Blütenblätter aus ihrem Kelch, und die Blüte reckt sich auf ihrem zarten Stiel der Sonne entgegen.

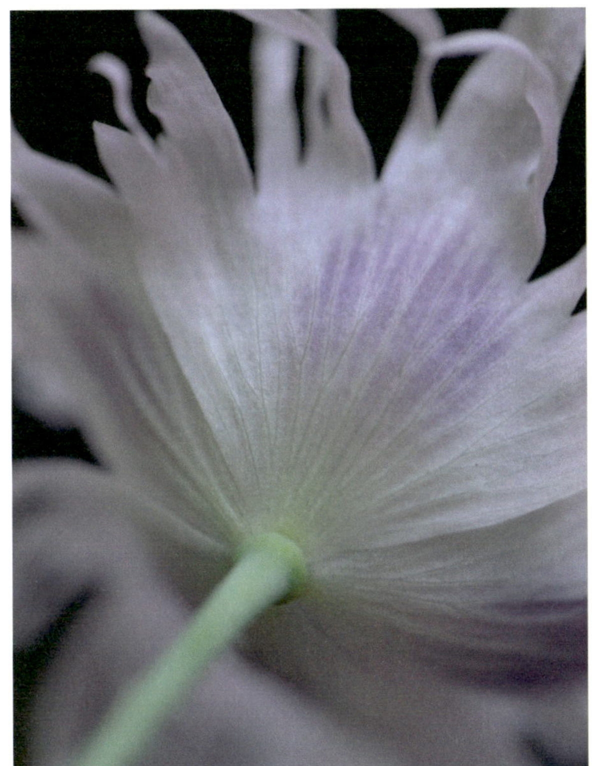

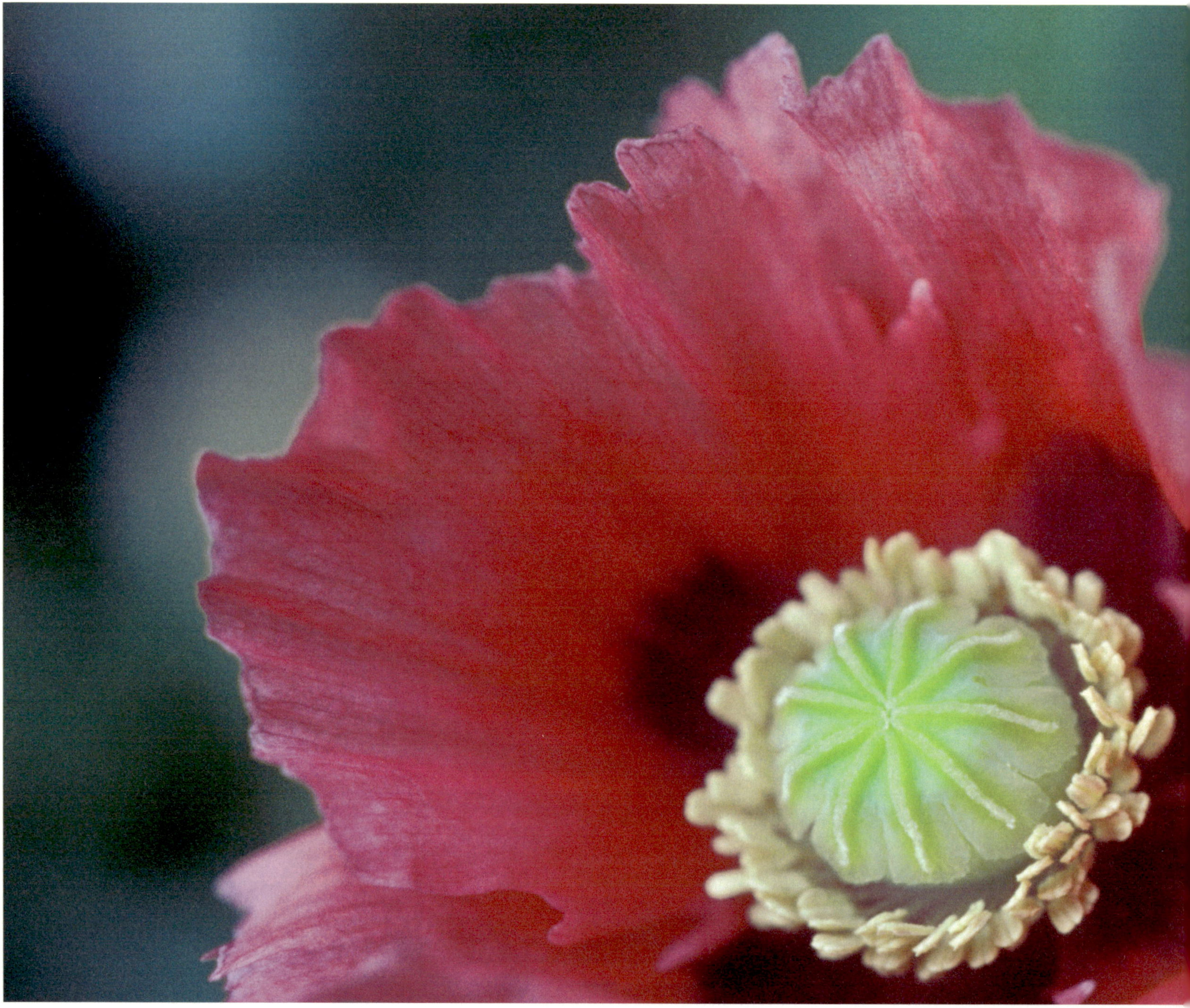

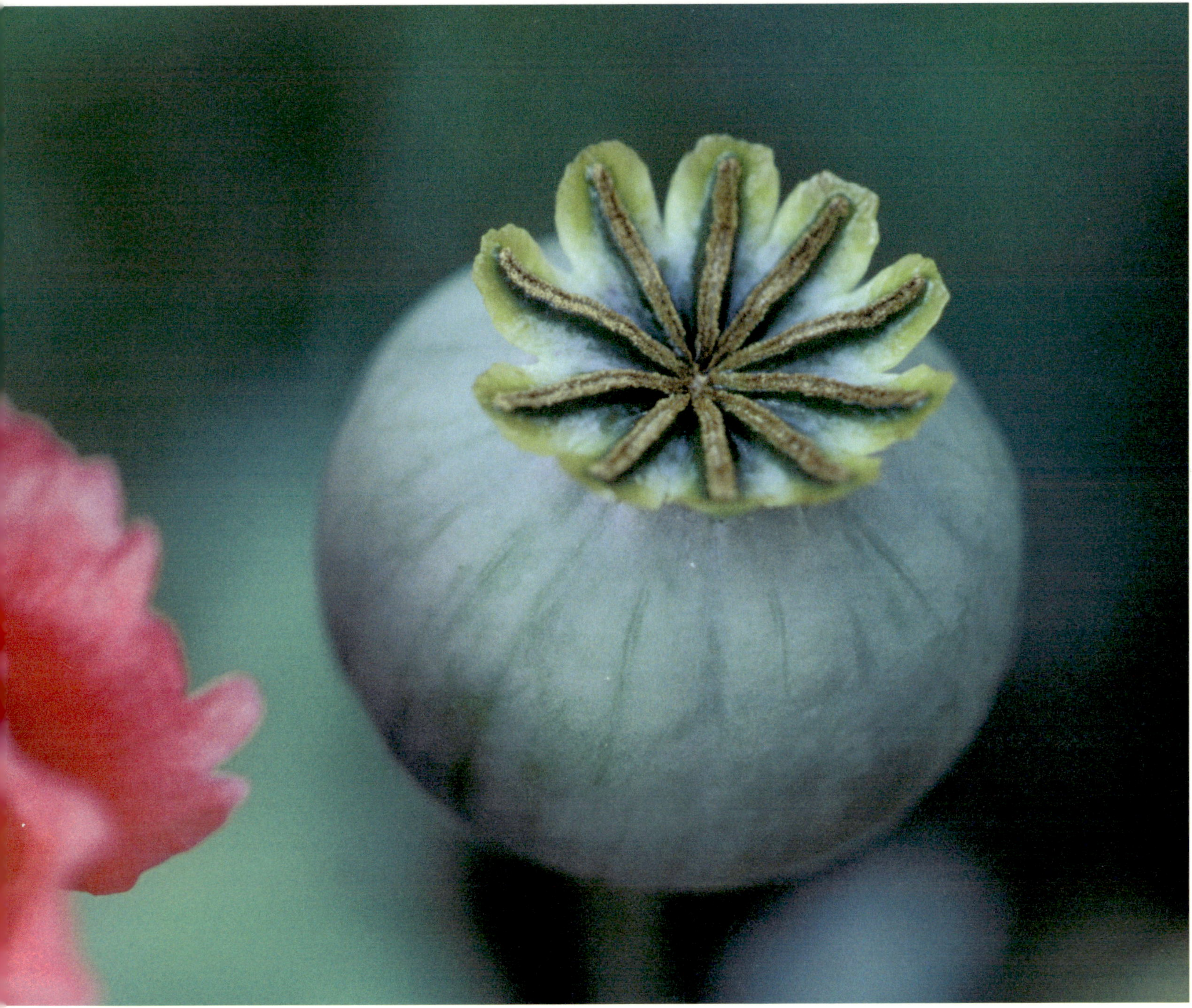

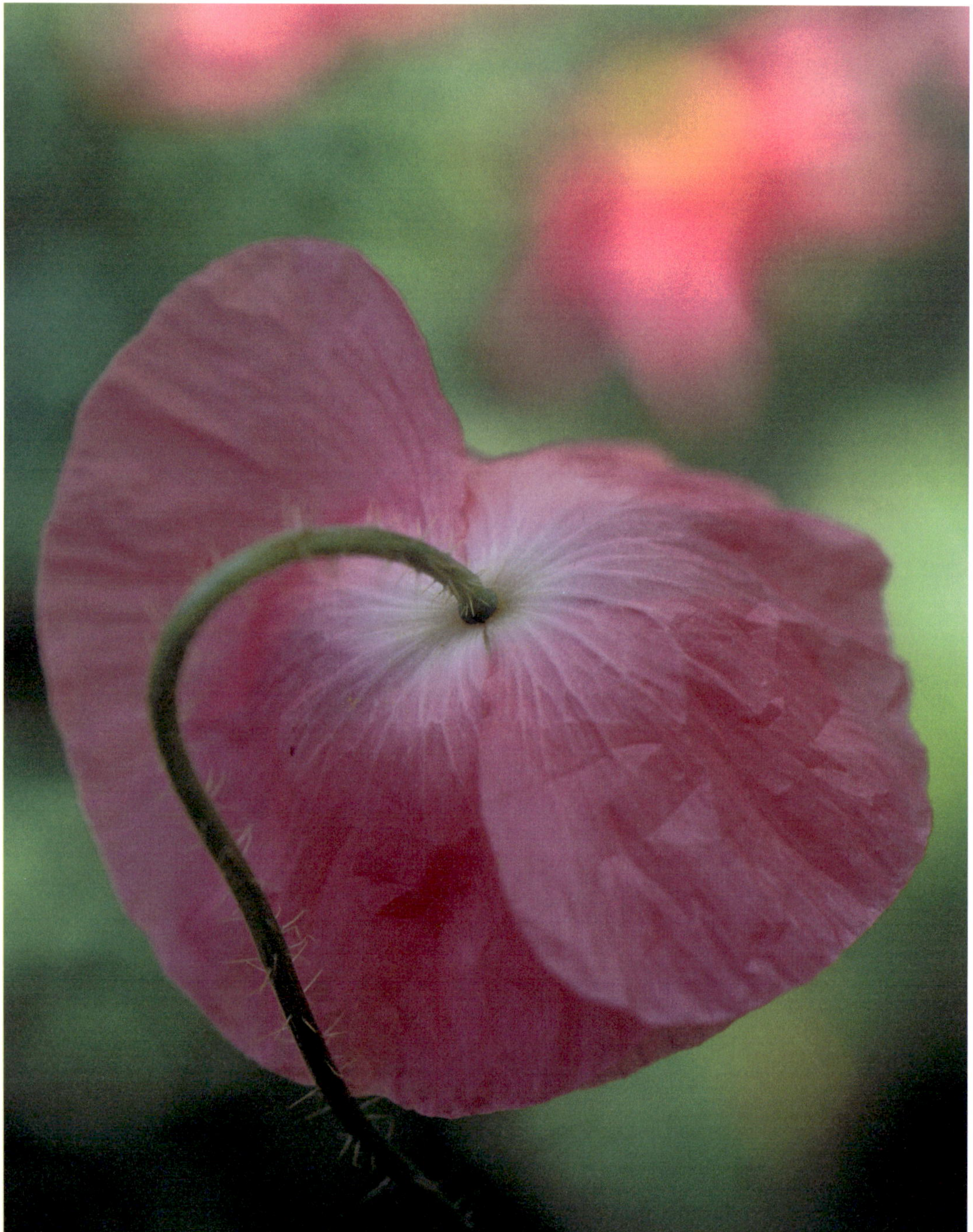

Die Familie der Mohngewächse wird in drei Unterfamilien – *papaveroideae, fumarioideae, pteridophylloideae* – mit ca. 40 Gattungen und einigen 100 Arten eingeteilt. Der Mohn selbst gehört zur Familie der *papaveroideae*, die sich vor allem durch ihre radiären Blüten auszeichnen. Diese sind in die Kelchblätter, die nach dem Öffnen der Blüte abfallen, und die Kronblätter gegliedert. Meist sind die Mohngewächse ein- bzw. zweijährige Gewächse. Bekannt sind die Mohngewächse auch für ihren milchigen Saft, der Alkaloide enthält. Alkaloide sind stickstoffhaltige Pflanzeninhaltsstoffe, die für den Menschen meist giftig sind.

Die Blumenknospe, schwer von der Fülle der Blütenblätter, die sie birgt, neigt sich immer tiefer bis zu ihrer endgültigen Reife. Sie öffnet sich: Leicht zerknittert entfalten sich die seidenen Blütenblätter aus ihrem Kelch, und die Blüte reckt sich auf ihrem zarten Stiel der Sonne entgegen.

Heute existieren ca. 120 Mohnarten, die in den meisten Fällen in drei Merkmalen übereinstimmen:

* Der Mohn besitzt meist vier (in seltenen Fällen bis zu sechs) Blütenblätter. Die zwei Kelchblätter, die die Blütenblätter bis zum Öffnen der Knospe schützen, fallen dabei ab.

* Die Frucht besteht aus einer Kapsel, die bis zu 500 kleine Samen enthält.

* Die grünen Bestandteile der Pflanzen sind von Milchsaftröhren durchzogen.

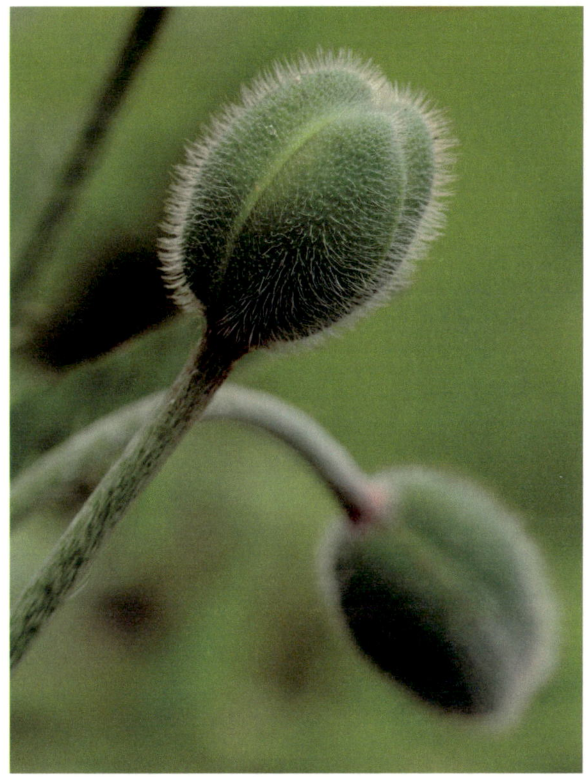

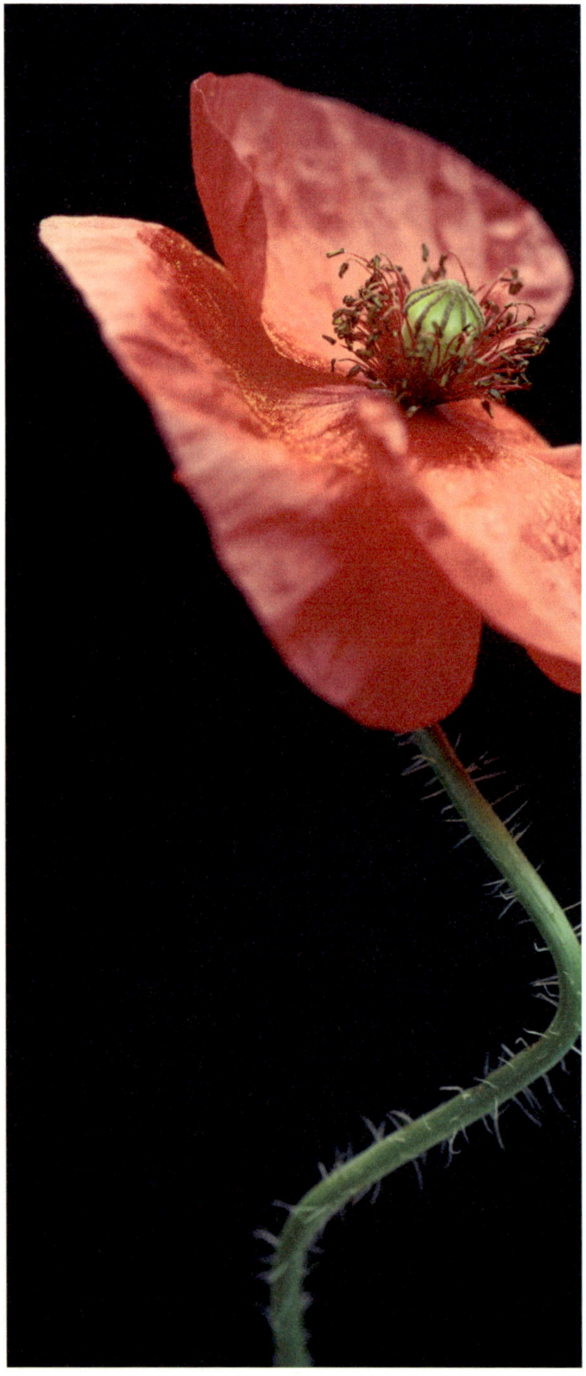

Der Klatschmohn

Vor allem drei Mohnarten begeistern die Menschheit mit ihren wunderbaren Farben und ihrer faszinierenden Zartheit. Die wohl bekannteste aller Mohnarten trägt viele lateinische Namen: *papaver rhoeas, papaver hirtodubium, papaver insignitum, papaver intermedium, papaver roubiaei, papaver strigosum, papaver tenuissimum, papaver trilobum.*

Als Bote des Frühsommers entfaltet er bereits im Mai seine leuchtend roten Blütenblätter auf Feldern und an Wegrändern. Der Klatschmohn ist eine ein- bis zweijährige krautige Pflanze, die ihre Blätter 30 bis 80 cm in die Höhe reckt. Der Stängel ist wie die Blätter von zerbrechlicher Zartheit. Das Ende des Stängels schmückt eine einzelne fragile Blüte, die mit ihren vier großen (im Durchmesser 5-10 cm), radiärsymmetrischen Blüten die Blicke auf sich zieht. Die zwei behaarten, schützenden Kelchblätter fallen beim Öffnen der Blütenknospe ab und enthüllen die knittrigen, papierenen Blütenkronblätter mit ihrem schwarzen Herz.

Der Klatschmohn war ursprünglich in Eurasien bzw. Nordafrika zu Hause. Mit dem Ackerbau hat auch er sich über die ganze Welt verbreitet. Die Verbreitung in den gemäßigten Zonen verdankt diese Art dem Menschen: Typischer Verbreitungsweg für den Klatschmohn ist »verunreinigtes« Getreidesaatgut. Aus der Natur, vor allem aus goldenen Feldern, musste der wilde Klatschmohn zu großen Teilen weichen, da er durch Herbizide mitbekämpft wird: Der Mohn steht in Konkurrenz zum Getreide und kann bei zu starkem Bewuchs tatsächlich zu Ertragsverlusten führen. Das schöne Bild goldener Kornmeere, durchwoben von roten Klatschmohnblüten, blauen Kornblumen und weißer Wildkamille ist immer seltener zu finden – ein wahrer Verlust für das menschliche Auge. Heute gilt allerdings auch der »Integrierte Pflanzenschutz«, nach dem gilt: Bedecken die Blüten nicht mehr als 5 % der Ackerfläche (ca. 20 Klatschmohnpflanzen/qm), ist der Herbizideinsatz nicht gerechtfertigt. Der in Gärten beliebte Seidenmohn (*papaver rhoes var. Shirley*) ist eine Zuchtform des Klatschmohns und erreicht Wuchshöhen von 40-50 cm. Er bevorzugt lehmige, durchlässige und magere Böden in sonniger Lage. Die roten oder rosafarbenen gefüllten Blüten haben einen seidigen Glanz.

Im Hintergrunde wogen
Die Ähren in dem Feld,
Mit rotem Mohn durchzogen. –
Und vor uns liegt die Welt.

Kaiserin Elisabeth
von Österreich

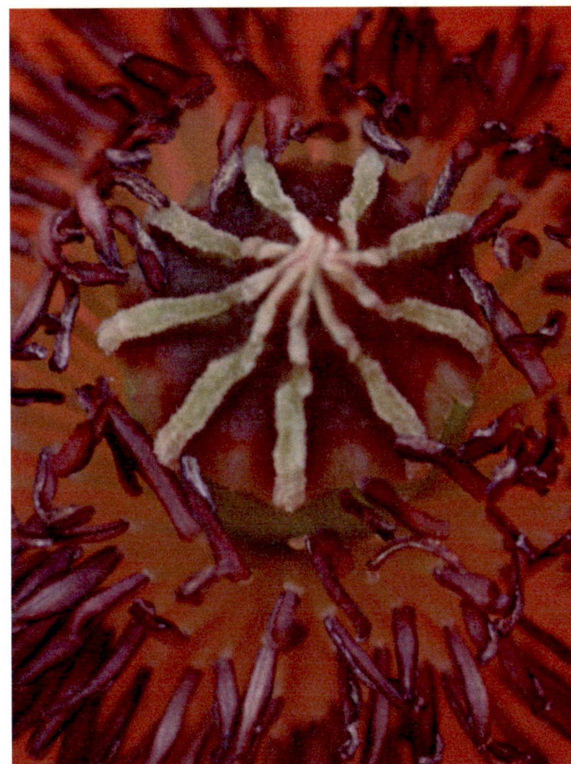

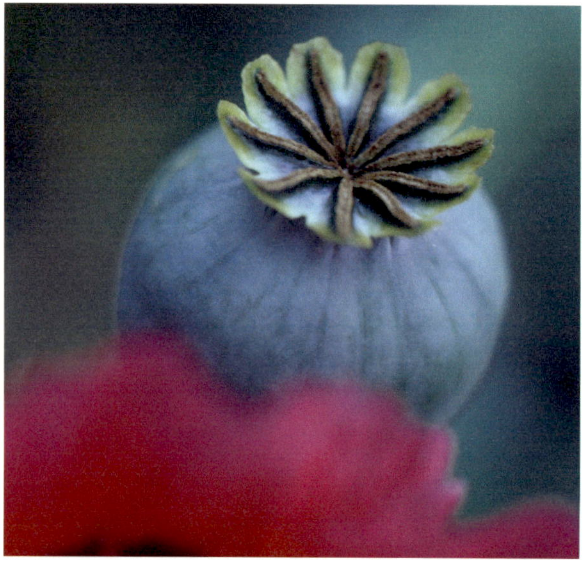

Was nehm ich mit?
Schlafmohn für blaue
Träume oder den Spiegel
Erinnrung, Bilder
Aus heiterer Frühe?

Gerold Effert,
»Leichtes Gepäck«

Der Schlafmohn

Der Schlafmohn (*papaver somniferum, papaver album, papaver amoenum, papaver amplexicaule, papaver hortense, papaver indehiscens, papaver nigrum, papaver officinale, papaver opiiferum, papaver polycephalum, papaver silvestre, papaver somniferum, papaver soporiferum*) ist die bedeutendste Mohnart und gilt als eine der ältesten Kulturpflanzen der Welt, die vielfach Verwendung findet. Nur aus Schlafmohn wird seit Jahrtausenden der berauschende Saft zur Morphingewinnung extrahiert. Nur die nussigen Samen dieser Mohnart werden als Nahrungsmittel für Süßspeisen oder Gebäck verwendet. Auch zur Gewinnung von Ölen durch Pressung seiner Saat ist der Schlafmohn geeignet. Er wird deswegen neben seinen zahlreichen lateinischen Namen auch als Kultur- und Gartenmohn, Öl- oder Backmohn bezeichnet, je nach Samenfarbe auch als Blau-, Grau-, Weiß- oder Gelbmohn.
Der Schlafmohn lässt seine Knospe bis einen Tag vor dem Aufblühen nach unten hängen, erst mit der Blüte richtet sich der Stängel auf und der Schlafmohn streckt seine weißen bis zartvioletten Blütenblätter in einer sagenhaften Höhe von 1,5 m Richtung Sonnenlicht. Die Blüten haben einen Durchmesser von 8-12 cm.

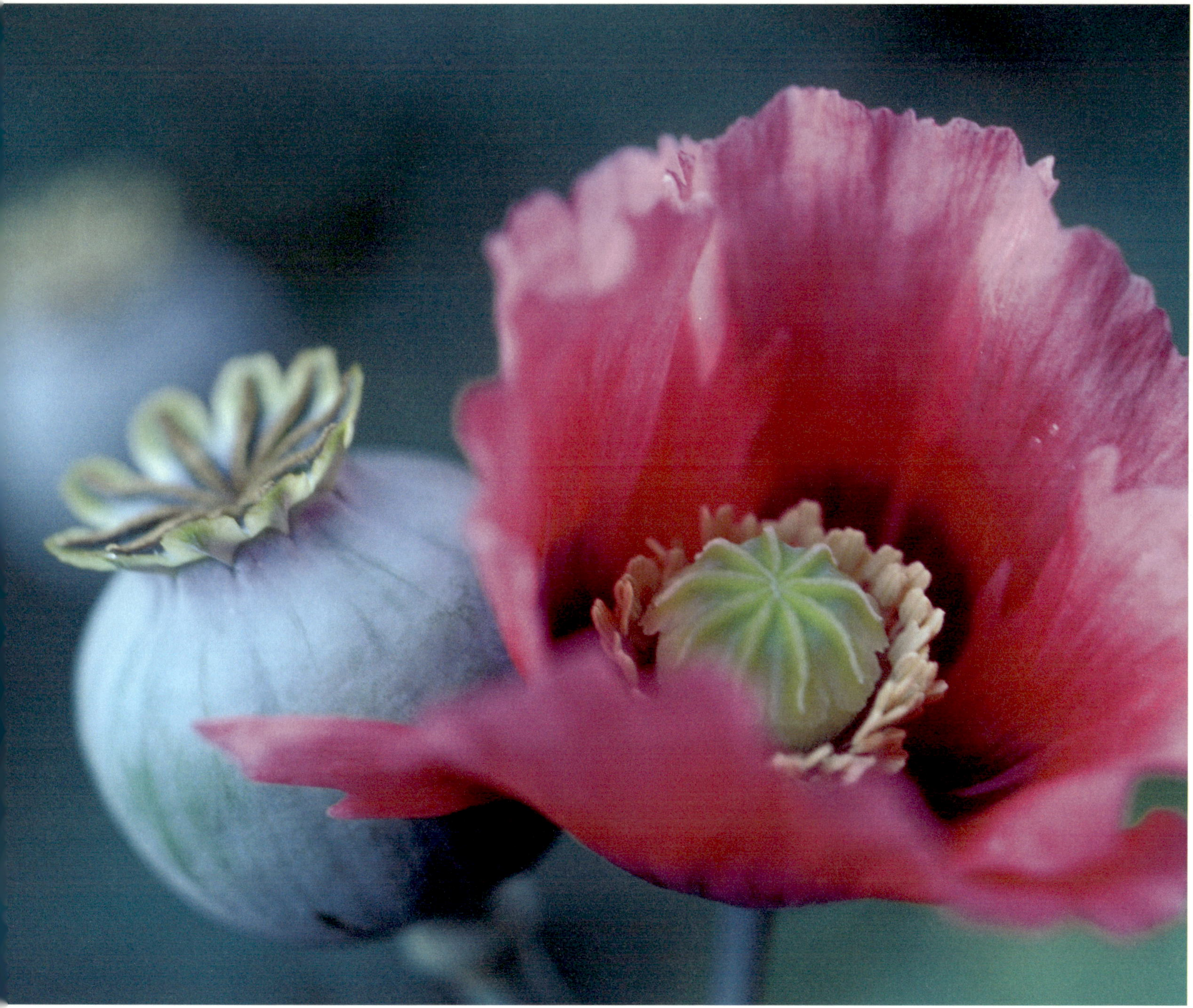

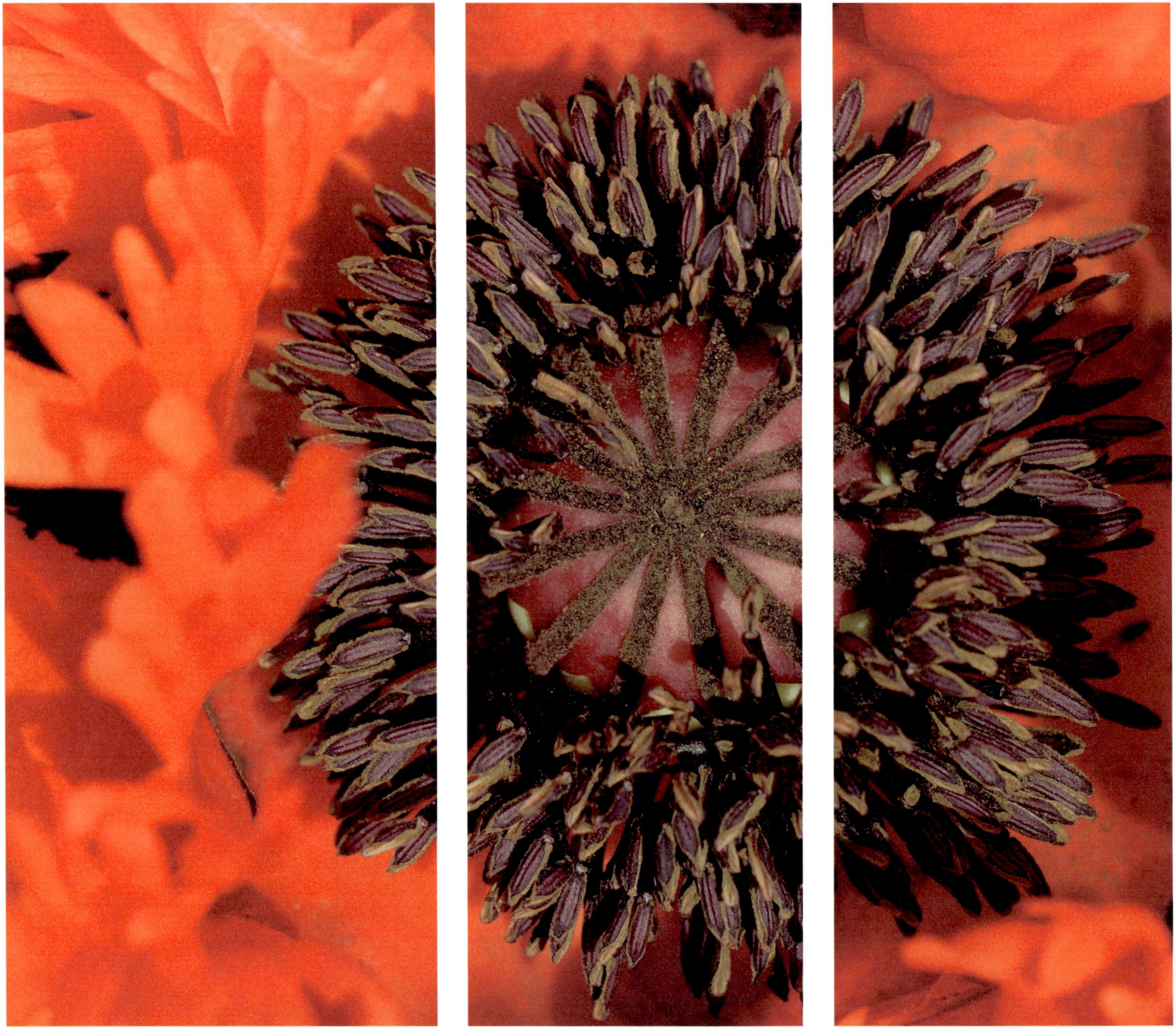

Der Türkische Mohn

Dann streichelte ich die prächtigen seidenen Blütenblätter und verwahrte sie in einem Buch. Sie waren für mich Flügel großer Falter, die nicht fliegen konnten …

Pablo Neruda

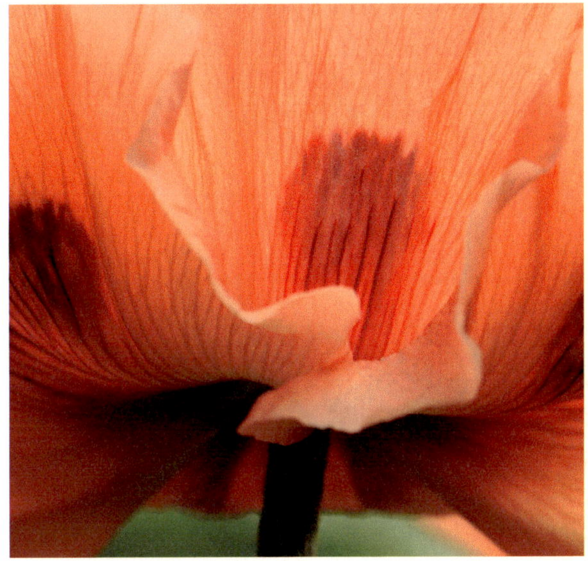

Neben vielen weiteren Mohnarten ist heute vor allem der Türkische Mohn (*papaver orientale, papaver paucifoliatum, papaver pollakii*) als dekorativer Staudenmohn bekannt: eine asiatische Art, die ursprünglich im Iran oder in der Türkei vorkam und über Nordamerika auch nach Europa gelangte. Aus dieser Art wurden durch Kreuzungen verschiedenste, farbenprächtige Sorten gezüchtet. Ursprünglich besitzt sie riesige, tiefrote Blütenblätter und erinnert damit an den Klatschmohn. Die Wildart bevorzugt eine sonnige Stelle auf durchlässigem, sandigem Boden und wird zwischen 60 und 90 cm hoch, ihre Blüten sind 7-9 cm groß – bei Züchtungen haben sie einen Durchmesser von bis zu 15 cm.

Durch die Züchtung zahlreicher Sorten bekannt wurde Helene von Stein-Zeppelin, die Anfang der 1960er Jahre Samen importierte und mit diversen Kreuzungen den Grundstein für eine der bekanntesten Zuchtanlagen für Mohnblumen legte. Heute finden sich ca. 60 verschiedene Sorten, die meisten selbstgezüchtet, im Sortiment der Gräfin-von-Zeppelin-Gärtnerei. Auch aus Großbritannien kommen seit 1930 viele neue farbenprächtige Züchtungen.

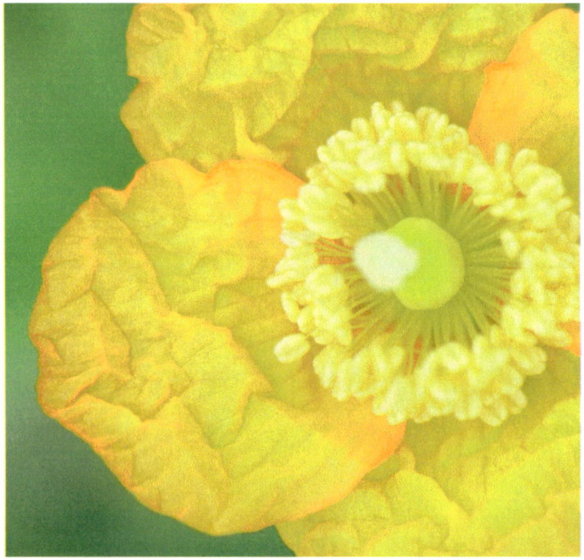

Die beliebtesten Ziermohnsorten

Durch Züchtung und Kreuzung entsteht aus den Wildformen des Mohn eine Vielzahl an Ziermohnsorten. Neben Klatschmohn und Orientalischem Mohn als den bekanntesten Vertretern spielen weitere Arten eine wichtige Rolle in den Gärten und sind Grundlage für die Züchtung neuer Sorten:

Papaver nudicaule, der **Island-Mohn**, ist in den subarktischen Gebieten beheimatet und blüht, je nach Unterart, in den Farben hellgelb, weiß oder orangegelb bis rot. Die ein- oder mehrjährige krautige Pflanze erreicht je nach Klima Wuchshöhen von 10-50 cm und trägt Blüten mit einem Durchmesser von 1,5-6 cm. Die Blütezeit ist von Mai bis August, in den gemäßigten Breiten von April bis September. Da die Zuchtformen des Island-Mohns in verschiedenen Farben blühen, wird er gern als Gartenzierpflanze genutzt. Er mag Sonne, als Pflanze des Nordens aber keine große Hitze. An sonnigen bis halbschattigen Plätzen mit durchlässigen Sandböden oder nicht zu feuchten Lehmböden lässt er sich gut kultivieren.

Papaver bracteatum, als ***Armenischer Mohn*** bekannt, hat riesige tiefrote Blüten und ist im Iran und im Kaukasus beheimatet. In Europa ist er inzwischen auch als Zierpflanze im Gebrauch. Züchtungen aus dieser Art werden als Arzneipflanze kultiviert. Wuchshöhen bis 120 Zentimeter. Schüsselförmige

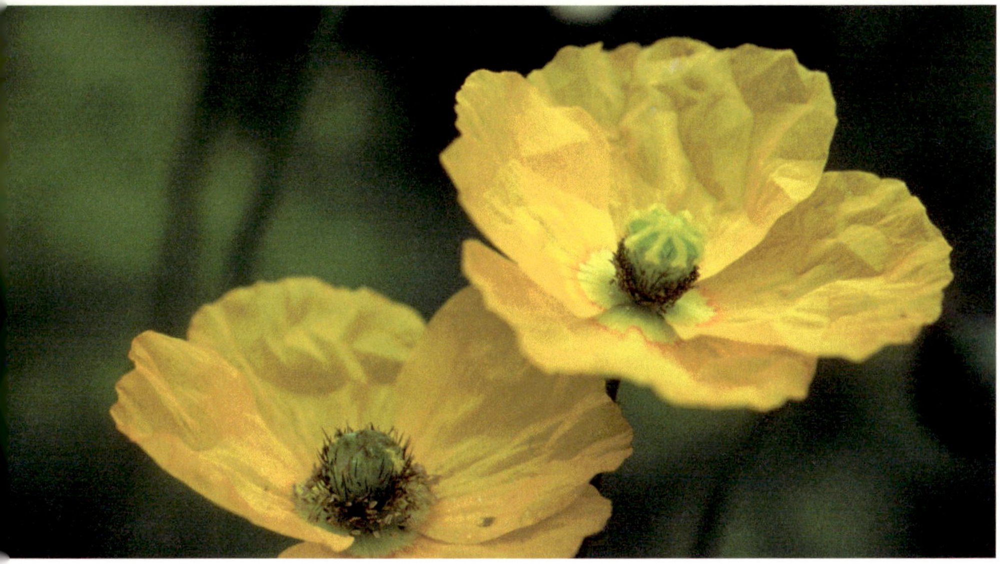

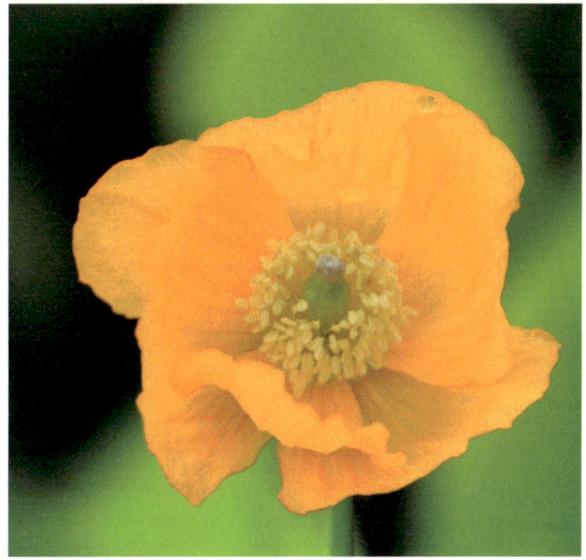

Blüten mit einem Durchmesser von 10 bis 18 Zentimetern. Wie beim Türkischen Mohn, dem diese Art sehr ähnlich sieht, wurde der ungenehmigte Anbau und Vertrieb aller Teile der Pflanze durch das Betäubungsmittelgesetz verboten. 1986 wurden die Nutzung als Zierpflanze und der freie Vertrieb der Samen zugelassen. Die enthaltenen Alkaloide Oripavin und Thebain sind mit dem Morphin verwandt, das aber in der Pflanze nicht nachgewiesen werden konnte.

Papaver alpinum, der **Alpenmohn**, ist eine mehrjährige krautige Pflanze, die Wuchshöhen von etwa 5 bis 20 cm erreicht. Die Blüten haben einen Durchmesser von bis zu 5 cm und sind anfangs nickend, später jedoch aufrecht, mit vier weißen Kronblättern. Die duftenden Blüten besitzen zwar keinen Nektar, aber reichlich Pollen. Blütezeit ist von Juli bis August.

Die Heimat des ***Atlasmohns*** (*papaver atlanticum*) liegt im marokkanischen Atlasgebirge. Als winterfeste Zierpflanze wird er heute in Gärten weltweit angepflanzt. Die ausdauernde, krautige Pflanze erreicht Wuchshöhen von 15-60 cm. Die Blüten – nickend oder fast aufrecht – sind vierblättrig und weisen einen Durchmesser von etwa 5 cm auf. Blütezeit ist von Mai bis Juli.

Weitere Wildformen des Mohns

Bastardmohn (*papaver hybridum*): Diese Art, auch Krummborstenmohn genannt, ist wie der Klatschmohn einjährig und erreicht Höhen von 15-50 cm. Die Knospe trägt ca. 2 mm lange Borsten. Ihre eiförmigen, ziegel- bis weinroten Blütenblätter weisen einen Durchmesser von 2-5 cm auf und zeigen im Zentrum einen schwarzen oder violetten Fleck; sie blühen nur wenige Tage im Zeitraum von Mai bis Juli. Am liebsten sind dem Bastardmohn kalkhaltige Lehm- und Tonböden in Getreide-Unkraut-Gesellschaft. Ursprünglich stammt er aus dem Mittelmeerraum, Nordafrika und Südwest-Asien (Afghanistan und Pakistan).

Saatmohn (*papaver dubium*): Auch der Saatmohn ist eine einjährige Pflanze, die Höhen von 30-60 cm, in Ausnahmefällen sogar 100 cm, erreicht. Die vier Blütenblätter sind orange-rot, rosa (selten purpurn) oder weiß. Sie sind 1-3,5 Zentimeter lang und können innen am Grund einen schwarzen Fleck besitzen. Die Blütezeit erstreckt sich von Mai bis Juni. Beheimatet ist der Saatmohn in subtropischen, montanen Regionen Afrikas, Mitteleuropa und Nordamerika. Er wächst hauptsächlich auf trockenen, nährstoffreichen, meist kalkarmen Rohböden.

Sandmohn (*papaver argemone*): Der Sandmohn ist ein- bis zweijährige Pflanze und erreicht Höhen von 15-30 cm. Die Blütenblätter sind dunkelrot und etwa 1,2-2,5 cm groß mit einem schwarzen Fleck auf dem Grund. Sandmohn blüht zwischen Mai und Juli und bevorzugt mäßig saure, kalkfreie, auch sandige Lehmböden. Ursprüngliche Heimat ist das Mittelmeergebiet. Im Lauf der Zeit drang der Sandmohn bis nach Mittelschweden vor, in Österreich ist er selten und gefährdet, in der Schweiz kommt er vereinzelt vor. In Deutschland ist er vor allem im Norden und in der Mitte verbreitet.

Arktischer Mohn
(papaver radicatum)
Der Arktische Mohn ist eine mehrjährige, 12-20 cm hohe Pflanze mit einer bis zu 5 cm großen Blüte aus vier schwefelgelben, später grünlichgelben Kronblättern von etwa 1,5 cm Länge.

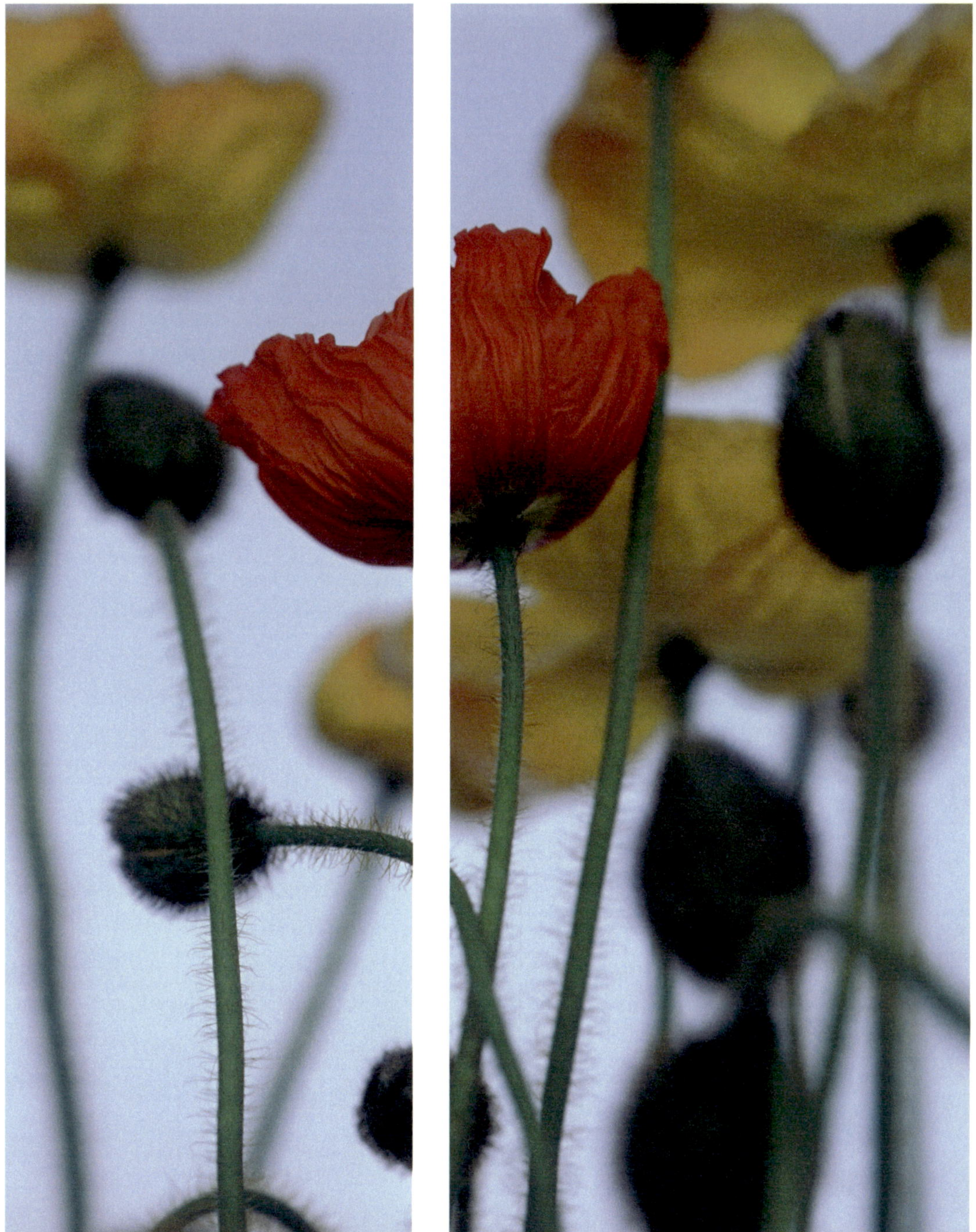

Zum Anbau von Mohn

Der Anbau von Schlafmohn, auch als Zierpflanze, ist in Deutschland genehmigungspflichtig; er kann sonst als Verstoß gegen das Betäubungsmittelgesetz geahndet und mit Geld- oder sogar Freiheitsstrafen belegt werden. In Österreich hingegen ist der freie Anbau erlaubt. Verschiedenste Ziermohnarten sind zugelassen – eine manchmal umstrittene Regelung. 1982 etwa wurde auch der Anbau aller Sorten von *papaver orientale* nach dem Betäubungsmittelgesetz verboten, obwohl die Alkaloide Morphin und Codein in dieser Art gar nicht vorhanden sind. Da sich die Maßnahme als nicht durchsetzbar erwies, wurde im Jahr 1984 der Anbau dieser Ziermohnart wieder erlaubt.

Wie sät man Lichtkeimer?

Je nachdem, ob Pflanzensamen zur Keimung Licht benötigen oder nicht, bezeichnet man sie als Licht- und Dunkelkeimer. Lichtkeimer dürfen bei der Aussaat nicht oder nur sehr dünn mit Erde bedeckt werden. Dafür den Samen mit feinem Sand vermischen, in Aussaaterde streuen, leicht andrücken und mit der Sprühflasche besprühen.

Zu den Lichtkeimern gehören neben dem Mohn beispielsweise auch Arnika, Basilikum, Blutweiderich, Fingerhut, Fleißiges Lieschen, Gazanien, Glockenblumen, Grasnelke, Hauswurz, Königskerzen, Lobelien, Marienglockenblumen, Mauerpfeffer, Nachtkerze, Nelke, Rohrkolben, Rudbeckia, Sonnenhut oder Weidenröschen.

Aussaat im Topf

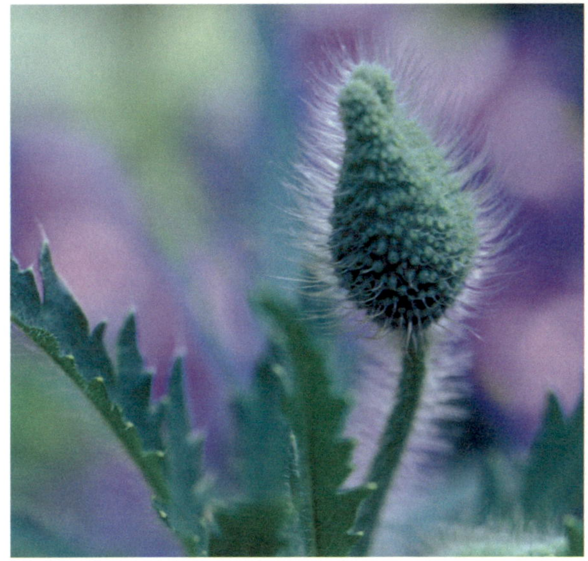

Aus 1 Gramm Saatgut können ca. 1 000 Pflanzen von Klatsch- und Seidenmohn entstehen Die Anzuchterde gleichmäßig in einem Gefäß verteilen und befeuchten, die Samen mit ausreichendem Abstand leicht eindrücken. Mit lauwarmem Wasser leicht besprühen (am besten mit einer Sprühflasche). Das Pflanzgefäß mit einer Plastiktüte oder Frischhaltefolie luftdicht verschließen. Der ideale Standort für die Keimung ist ein sehr helles oder sonniges Fensterbrett bei Temperaturen von ca. 18 Grad. Die Vorkultur im Topf sollte im März/April stattfinden. Seiden- und Klatschmohn können, wie der Türkenmohn, auch direkt gesät werden: Ab Mitte März kann der Seidenmohn ausgesät werden – maximal 40 Samenkörner/qm (Seidenmohn). Der Mohn entfaltet seine wunderschönen Blüten ca. 2-3 Monate später. Beim Türken- und Gartenmohn sollten zwischen Januar und Juni ca. 10 Samenkörner/qm gesät werden. Je früher man den Türkenmohn ansät, desto größer ist die Wahrscheinlichkeit, dass er noch im selben Jahr blüht. Auch hier ist das Sonnenbedürfnis der Lichtkeimer zu beachten.

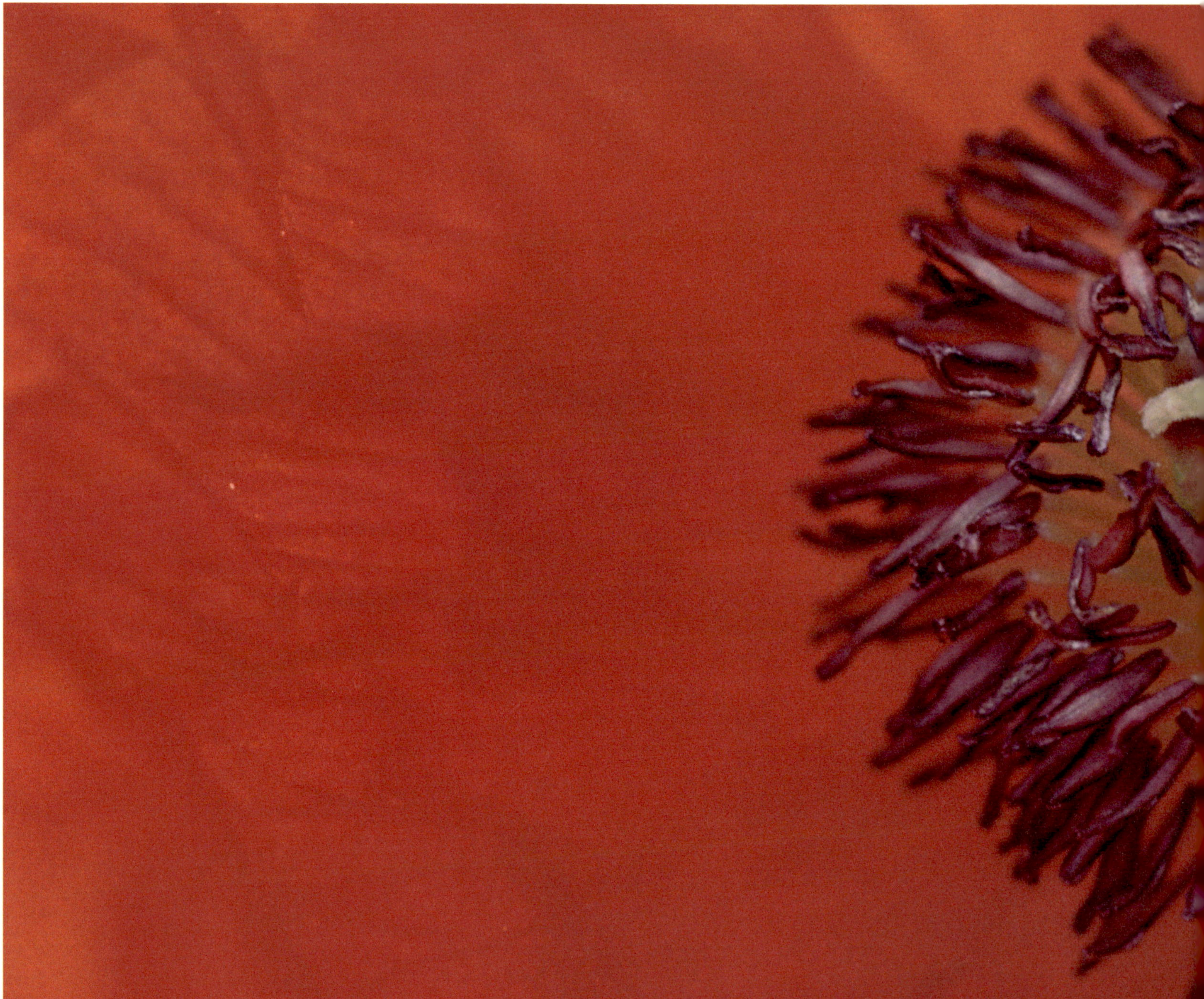

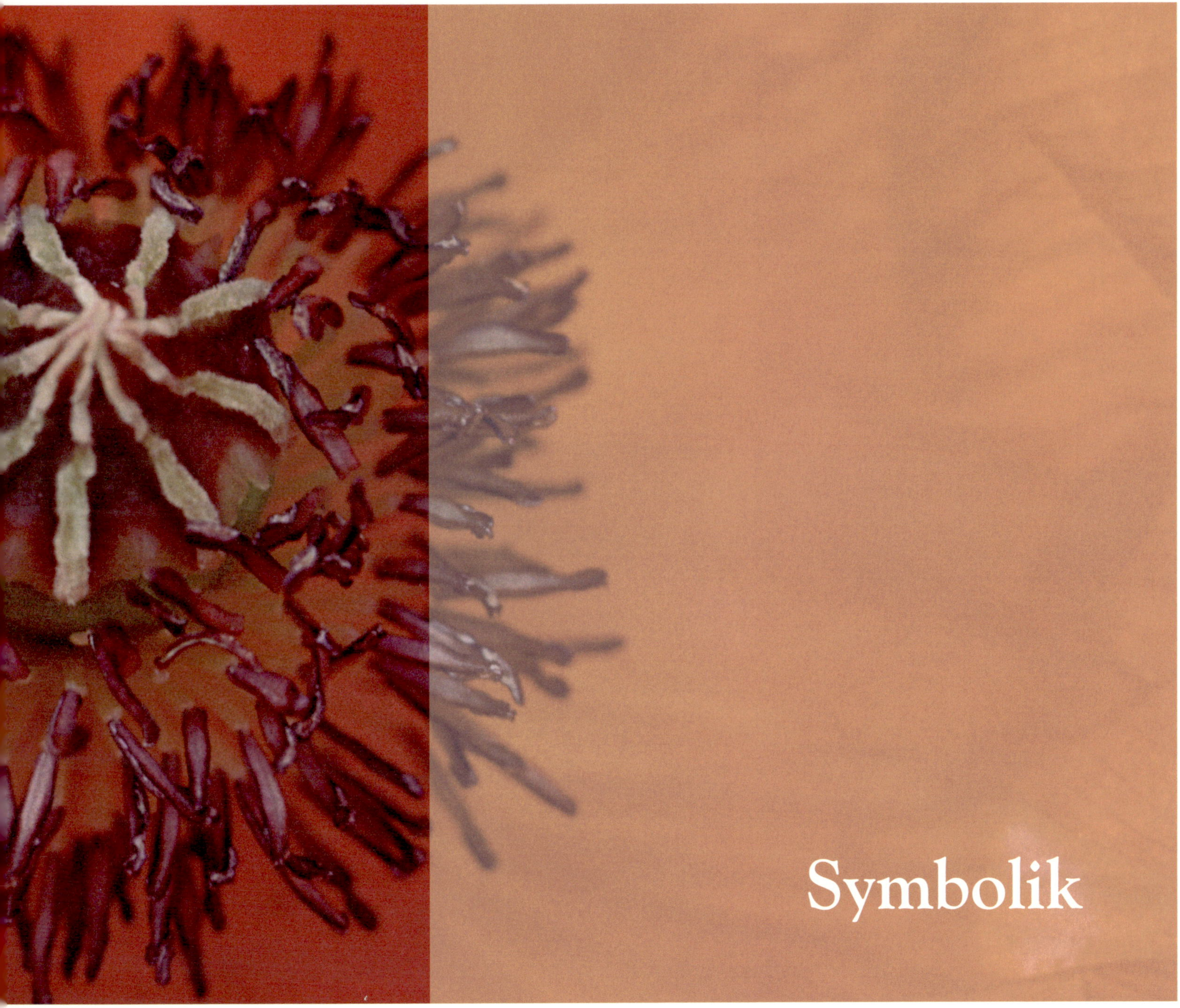

Symbolik

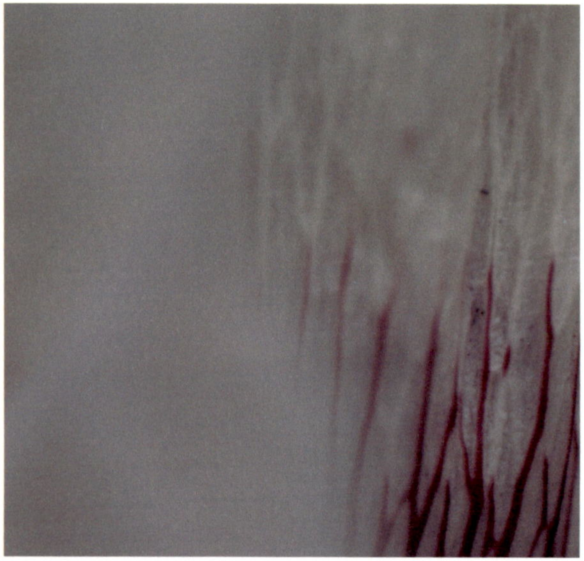

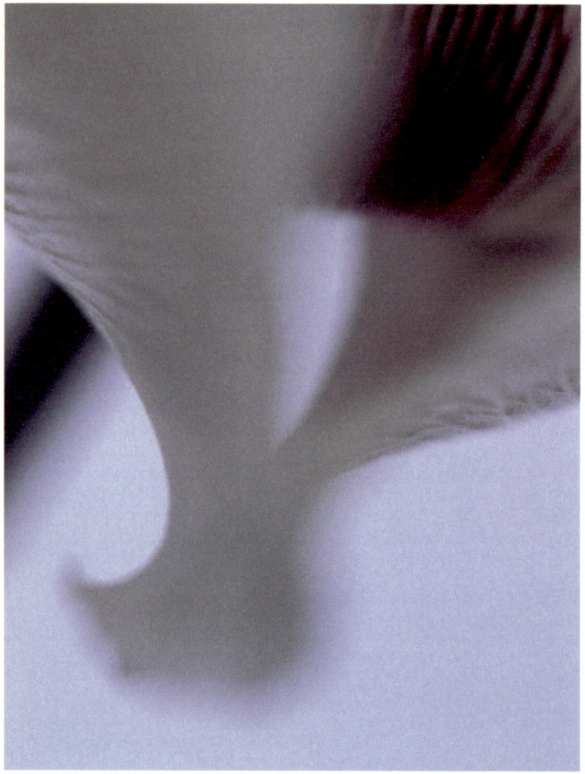

Die Symbolik des Mohns

Der Mohn ist eine Pflanze mit starker Symbolkraft. Die Bedeutungen, die ihr zugeschrieben werden, scheinen oft unvereinbar und gehören doch untrennbar zusammen. Was den Mohn so kostbar macht, ist der Widerspruch, der in ihm wohnt: Seine leuchtende Schönheit rückt ihn in die Sphären des Göttlichen, des Unsterblichen – doch sie ist vergänglich. Der Mohn verblüht schneller als andere Blumen. Der Tod ist seinem Wesen ebenso zugehörig wie Fruchtbarkeit, Liebe und Leidenschaft: Sein strahlendes, lebensfrohes Leuchten geht in eine Dunkelheit über, die schwärzer nicht sein kann. Im Mohn treffen sich Vergangenheit, Gegenwart und Zukunft in einer geheimnisvollen Weise, die besessen machen kann, so wie sein Milchsaft zum Rausch führt.

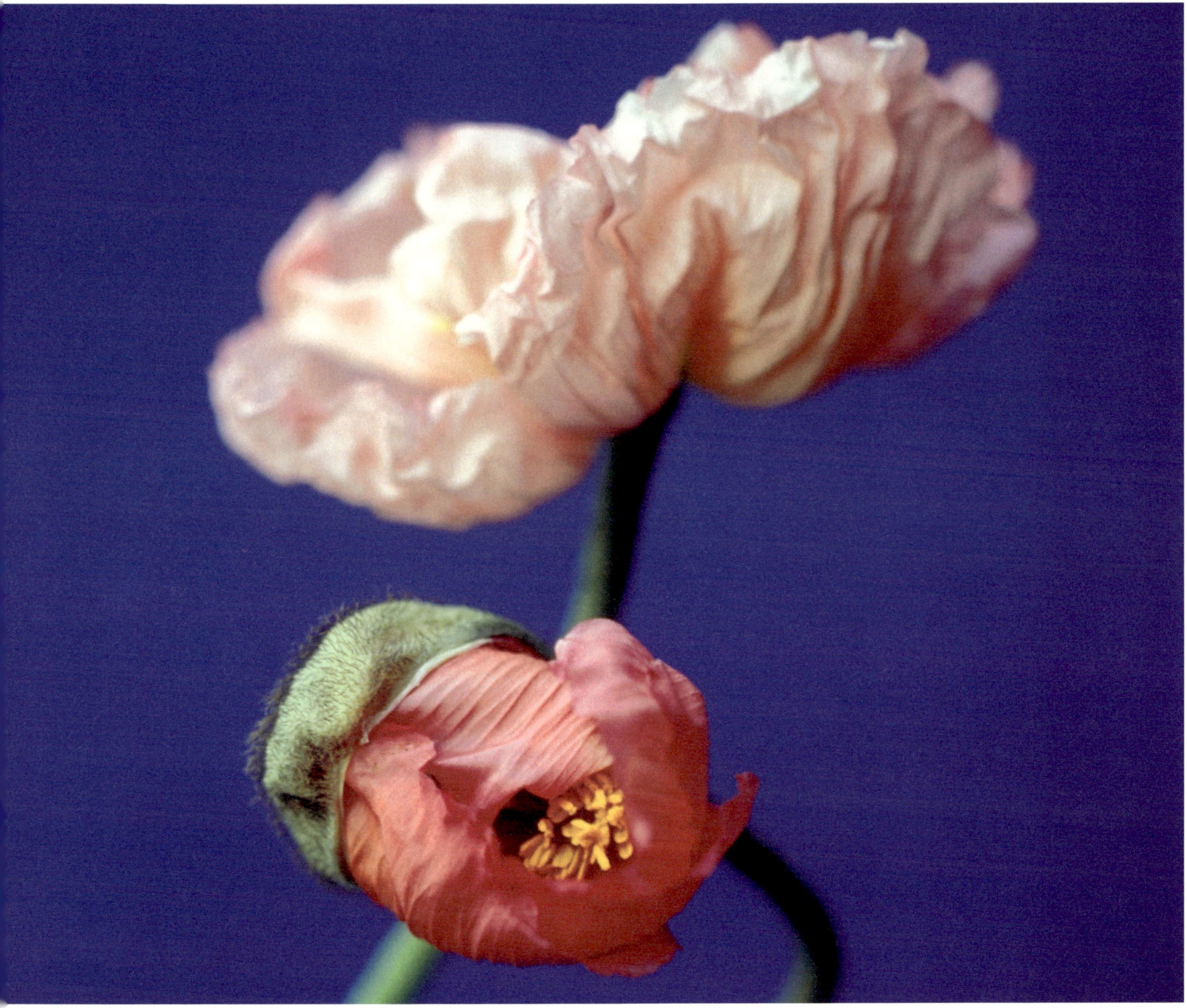

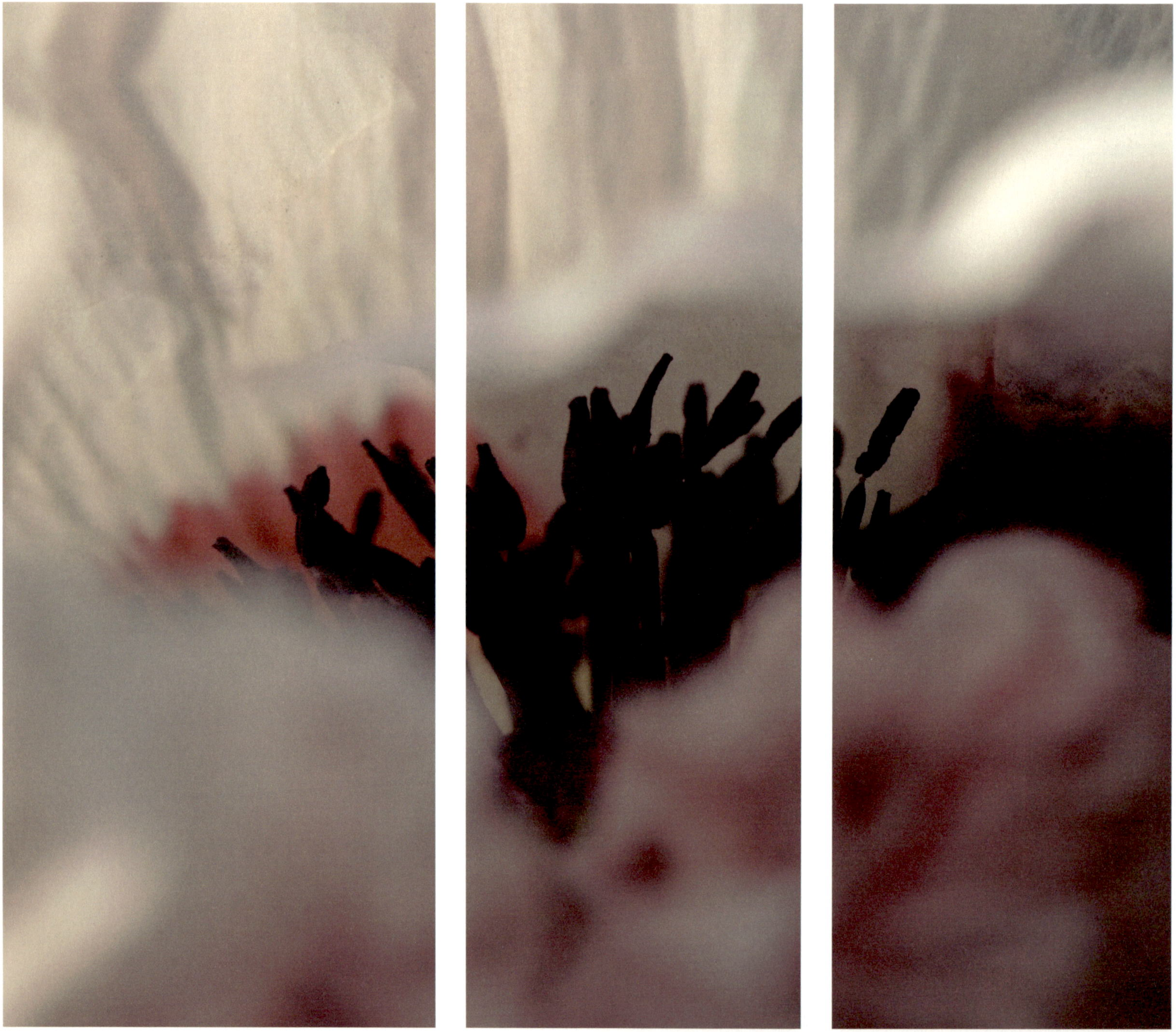

Der Tod

Mit Schlangen ist sein Haupt geschmückt
Und seine Faust, o lass mich fliehen!
Hält einen Dolch auf mich gezückt.
Mein Sohn, versetzt der graue Weise
Und nahet lächelnd sich dem Kreise,
Ich sehe die Harpye nicht,
Vor welcher deine Seele bebet;
Ein Engel ists, der vor mir schwebet,
Gehüllt in heitres Sternenlicht:
Sein Scheitel ist mit Mohn umkränzet
Und wie ein Demantzepter glänzet
In seiner ausgestreckten Hand
Der Schlüssel zu der Himmelspforte.
Jetzt sprach er drey geheime Worte
Und das erhabne Bild verschwand.
Der Jüngling weint am Hals des Alten:
Du siehst, fuhr dieser fort, mein Sohn,
Der Tod ist ein Chamäleon,
Er borget immer die Gestalten
Der Seelen, denen er sich weist.

Gottlieb Conrad Pfeffel,
Das Bild des Todes

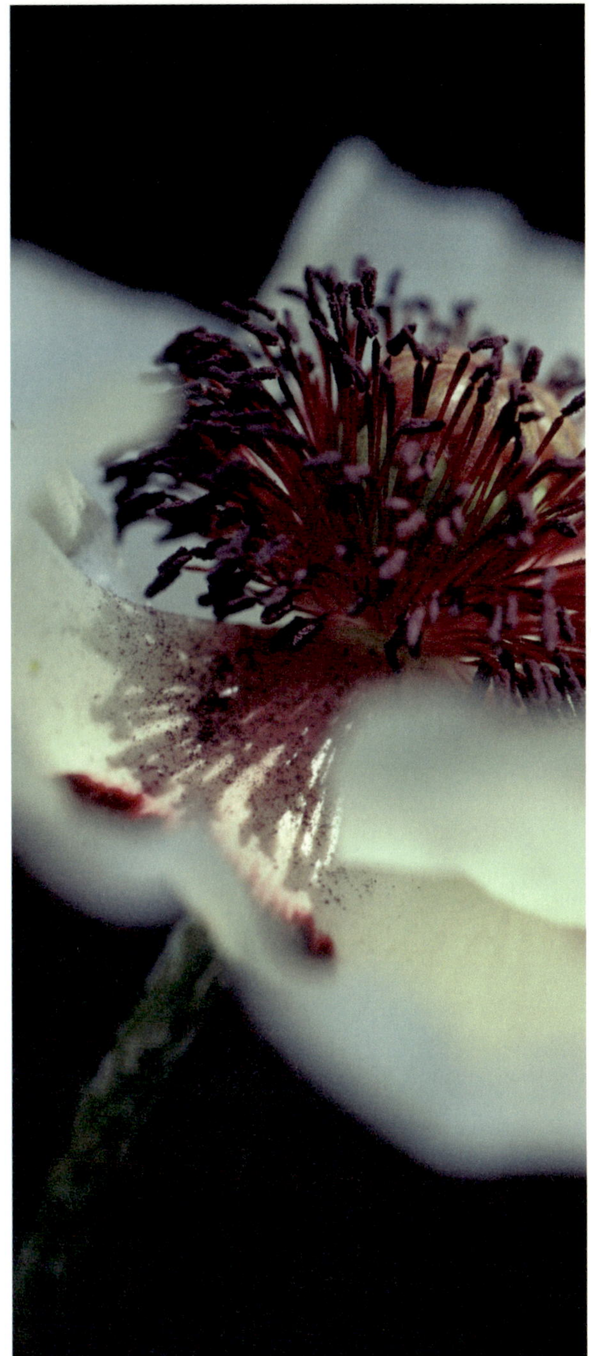

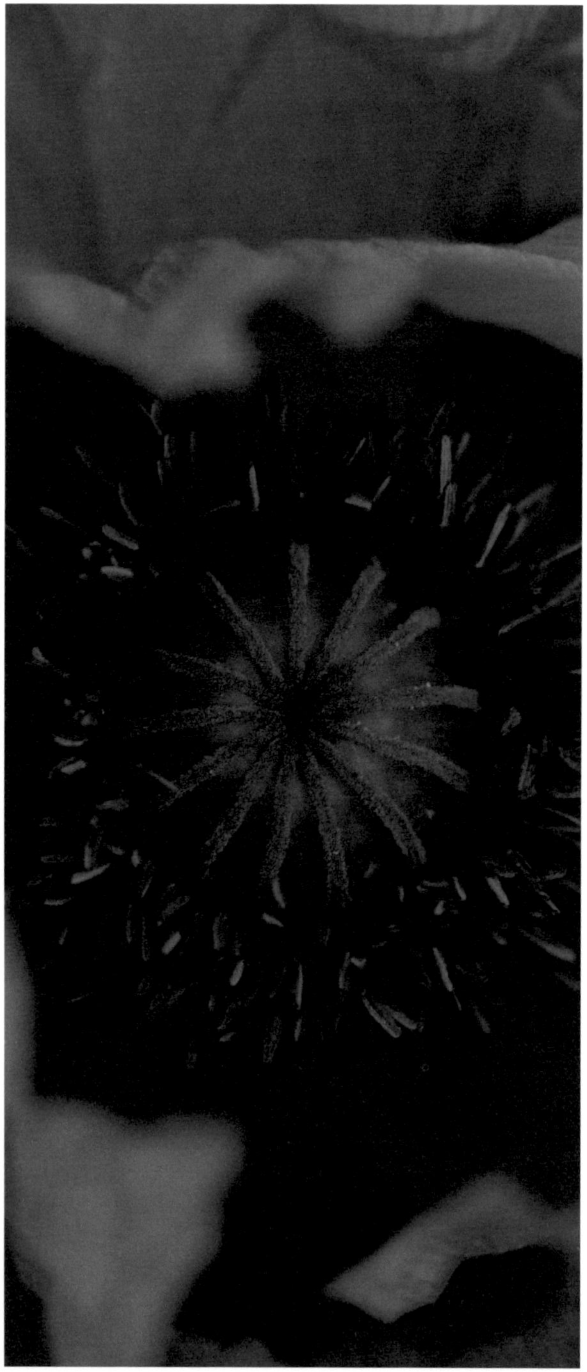

Eine der zentralen und in sich selbst widersprüchlichen Symboliken des Klatschmohns ist die des Todes. Der Tod selbst ruft in den Menschen verschiedene, oft gegensätzliche Emotionen hervor: Für die einen bedeutet er Erlösung, bei anderen ruft allein der Gedanke daran Angst hervor. Für den einen ist der Tod das endgültige Ende aller Dinge, für den anderen der Übergang in eine neue, sogar bessere Sphäre.

In der griechischen Antike dachte man sich den Tod als Eintritt in eine andere Welt: Die Seele des Verstorbenen musste den Fluss Styx überqueren, um in die Unterwelt zu gelangen. Fest damit verbunden ist der Mythos der Persephone: Hades, der Gott der Unterwelt, verliebte sich unsterblich in die schöne Tochter der Demeter und des Zeus und wünschte sie sich als Gemahlin an seine Seite. Zeus stimmte dieser Verbindung zu, die Mutter der Auserwählten aber wehrte sich dagegen, einen so finsteren Gatten an der Seite ihrer Tochter zu sehen. Hades nahm sich schließlich mit Gewalt, was er begehrte: Mit einer Blume von außerordentlicher Schönheit lockte er Persephone. Als sie diese pflückte, tat sich die Erde auf und der Gott der Unterwelt entführte sie auf seinem Pferdegespann. Ob diese Blume nun ausgerechnet eine Mohnblüte war, ist nicht zu entscheiden, zu viele Versionen des Mythos existieren. Aber Demeter erkämpfte schließlich einen Kompromiss: Die Hälfte des Jahres würde die Tochter – die Hades inzwischen lieben gelernt hatte – in der Unterwelt verbringen und die andere bei ihrer Mutter auf der Erde. Damit Persephone die helle, farbenreiche Oberwelt nicht vergaß, gab sie ihr Mohnblumen mit.

Auch der Todesgott Thanatos wird mit dem Mohn in Verbindung gebracht: Er blüht zahlreich am Eingang zu seiner Höhle. Schließlich kann der Saft des Schlafmohns selbst den Tod bringen.

Auf Flanderns Feldern
(In Flanders Fields)

Auf Flanderns Feldern blüht der Mohn
Zwischen den Kreuzen, Reih' um Reih'
Die unseren Platz markieren; und am Himmel
Fliegen die Lerchen noch immer tapfer singend
Unten zwischen den Kanonen kaum gehört.

Wir sind die Toten. Vor wen'gen Tagen noch
Lebten wir, fühlten den Morgen nahen und sahen den leuchtenden Sonnenuntergang
Liebten und wurden geliebt, und nun liegen wir
Auf Flanderns Feldern.

Nehmt auf uns'ren Streit mit dem Feind:
Von versagenden Händen werfen wir Euch zu
Die Fackel, die Eure sei, sie hoch zu halten.
Brecht Ihr den Bund mit uns, die wir sterben
So werden wir nicht schlafen, obgleich Mohn wächst
Auf Flanderns Feldern.

John McCrae

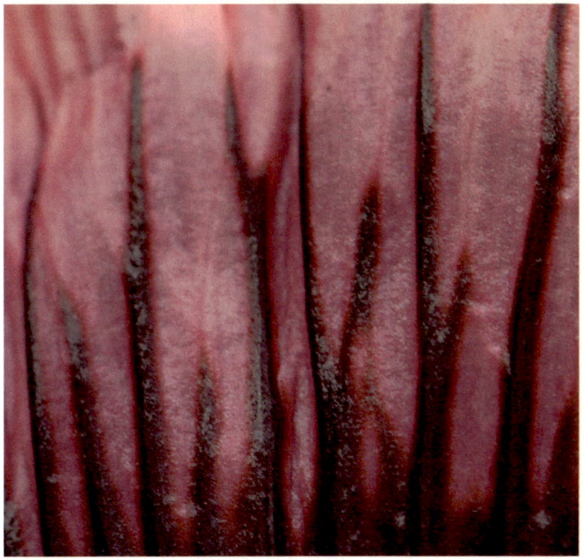

Der Klatschmohn wird in diesem und anderen Gedichten zum Symbol des Gedenkens an die Opfer, die der Erste Weltkrieg forderte, weshalb vor allem in englischsprachigen Ländern der Kriegstotengedenktag (11. November) auch als »Poppy Day« bezeichnet wird. Künstliche Mohnblumen werden an diesem Tag verteilt und erinnern an die Gefallenen. Die roten Blütenblätter des Mohns werden hier mit der Farbe des Blutes assoziiert.

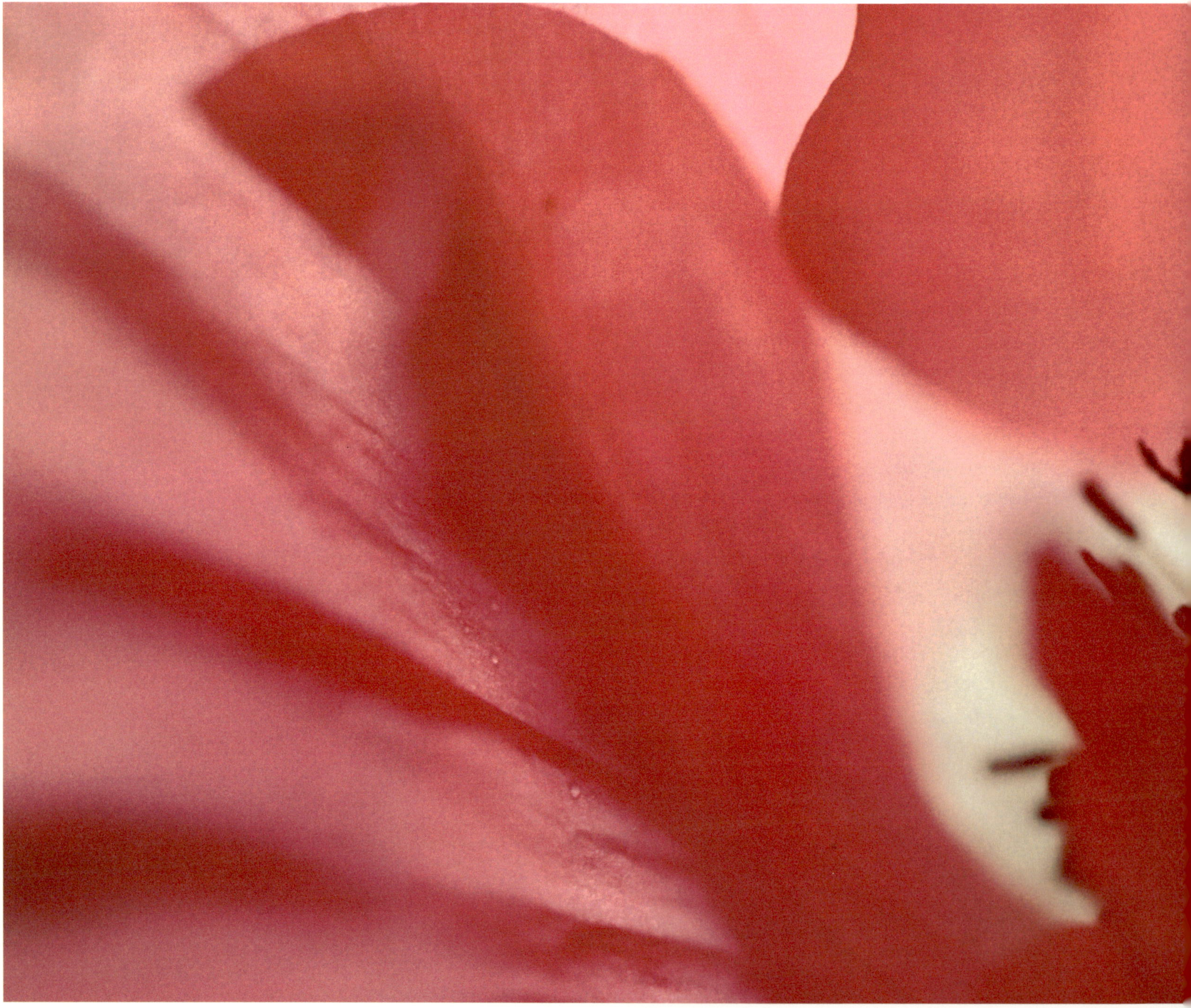

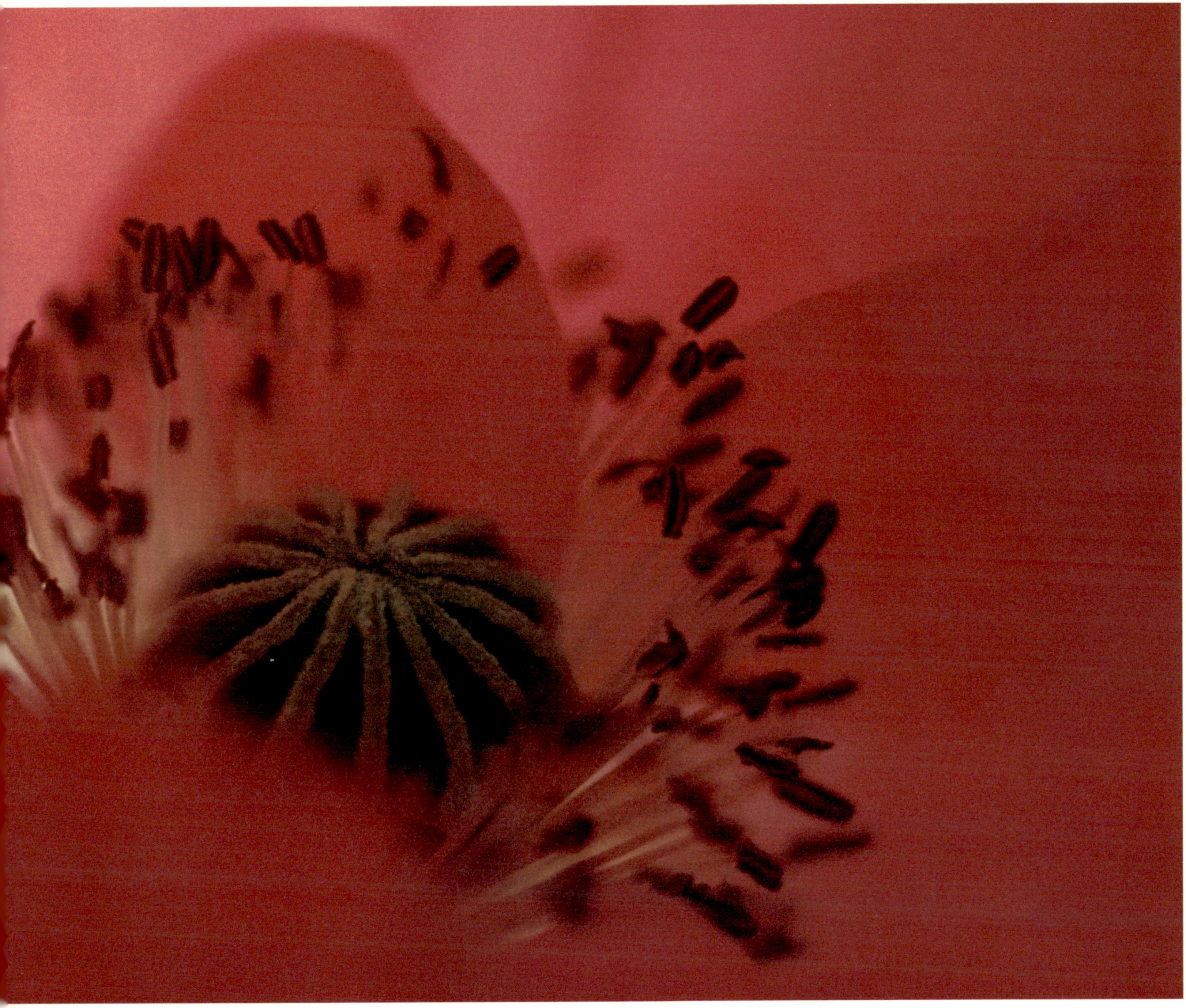

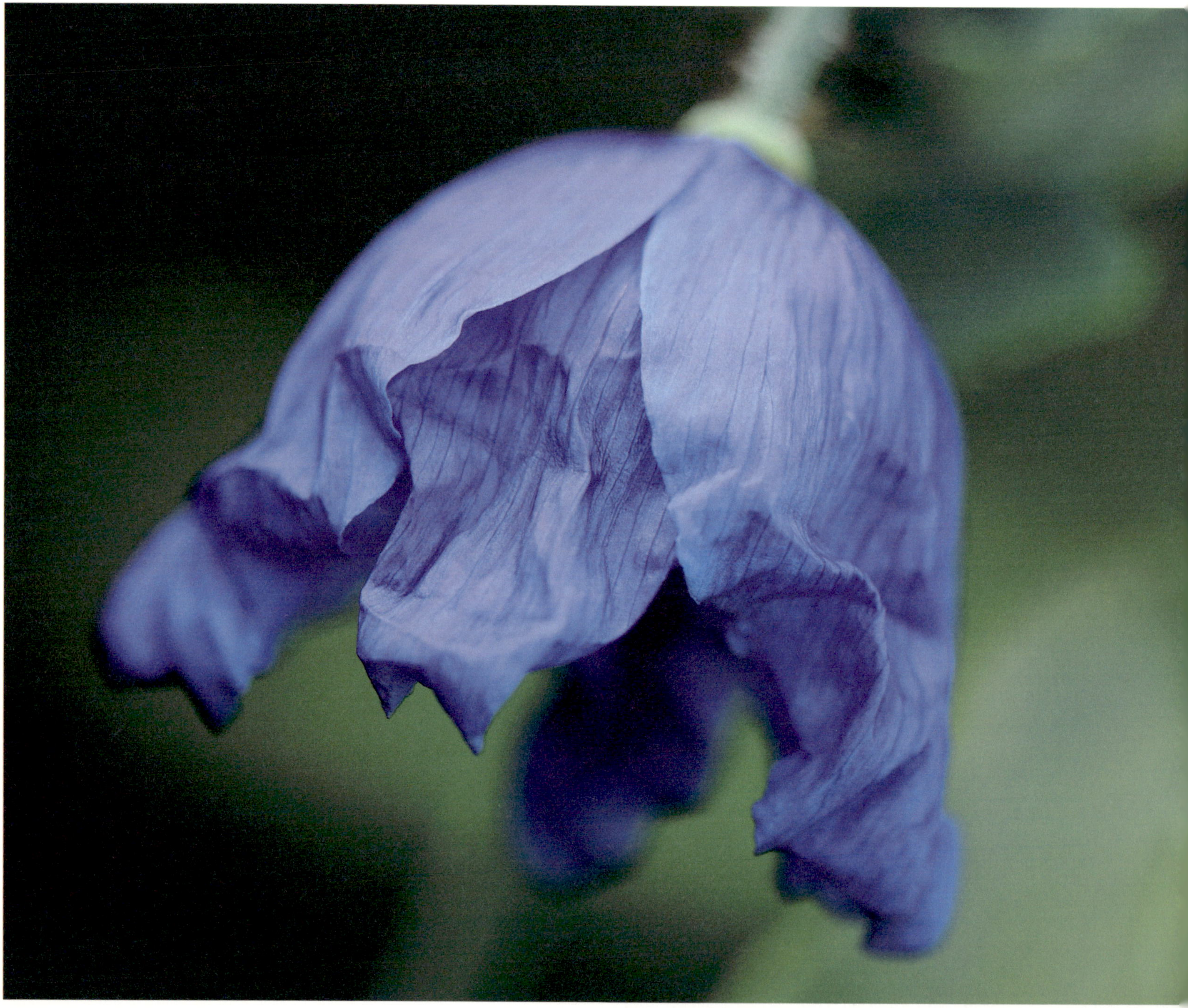

Trost

Ja, es sind die bunten Mohne,
die sich nachbarlich erstrecken
und dem Kriegesgott zum Hohne
Felder streifweiß freundlich decken.

J. W. v. Goethe,
Liebliches

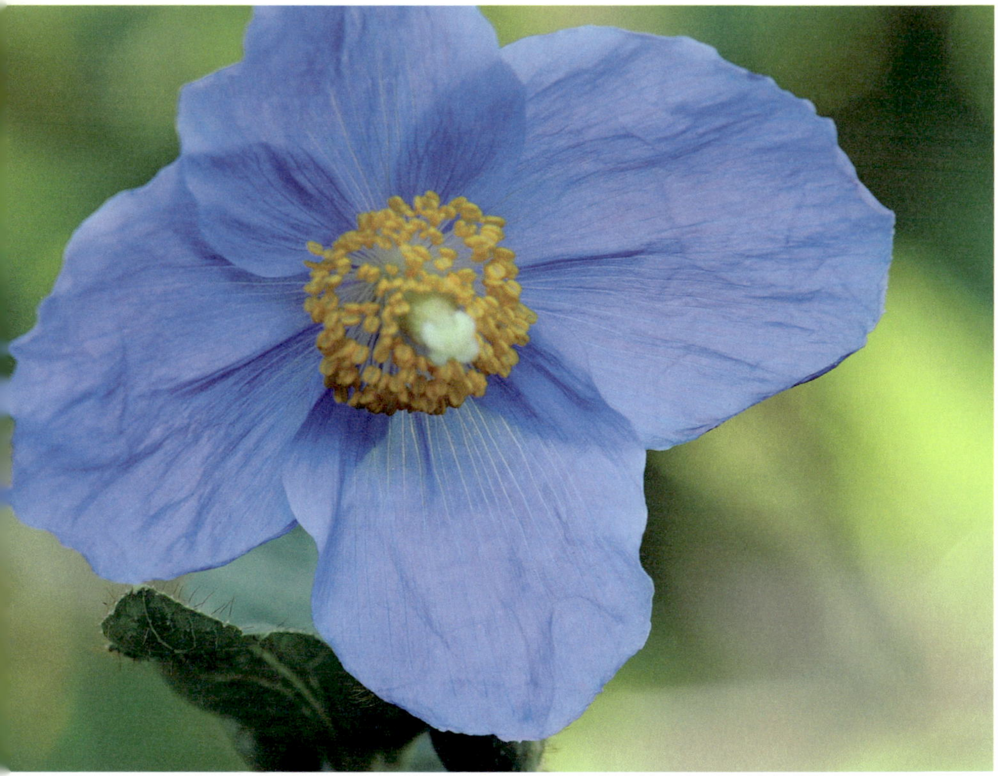

Die warmen und strahlenden Farben des Mohns bringen Trost. Nahezu trotzig blüht er dort, wo vor kurzem noch Blut floss, überdeckt mit seiner zarten Schönheit die schrecklichen Erinnerungen und bringt den Menschen die Botschaft vom Neuanfang. Die Mohnpflanze soll einem griechischen Mythos zufolge auch aus den Tränen der Aphrodite über den Tod ihres Geliebten Adonis entstanden sein, die Ruhe und Trost in der Gegenwart dieser Pflanze fand.

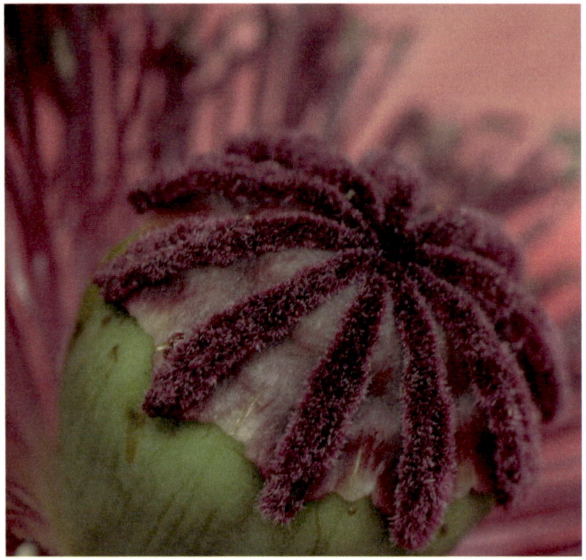

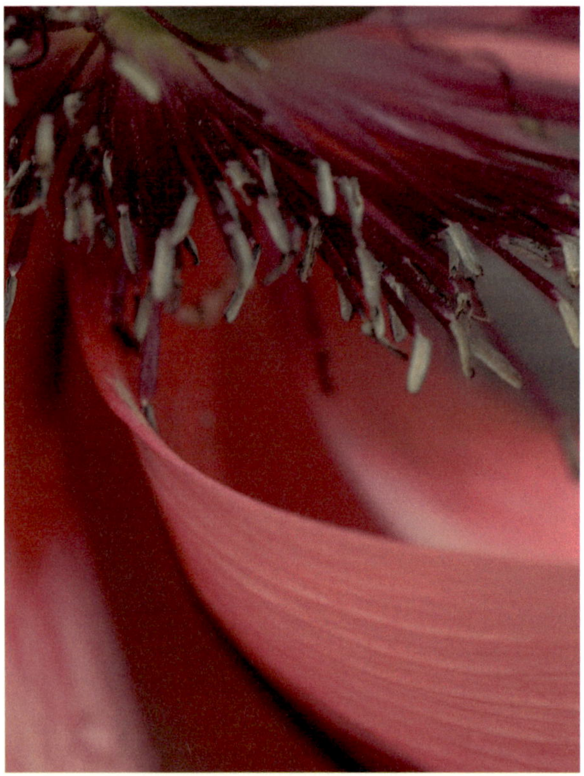

Vergänglichkeit

»Warum bin ich vergänglich, o Zeus?«, so fragte die Schönheit.
»Macht' ich doch,« sagte der Gott, »nur das Vergängliche schön.«
Und die Liebe, die Blumen, der Tau und die Jugend vernahmen's:
Alle gingen sie weg, weinend, von Jupiters Thron.
Leben muss man und lieben; es endet Leben und Liebe.
Schnittest du, Parze, doch nur beiden die Fäden zugleich!

J. W. v. Goethe,
Vier Jahreszeiten

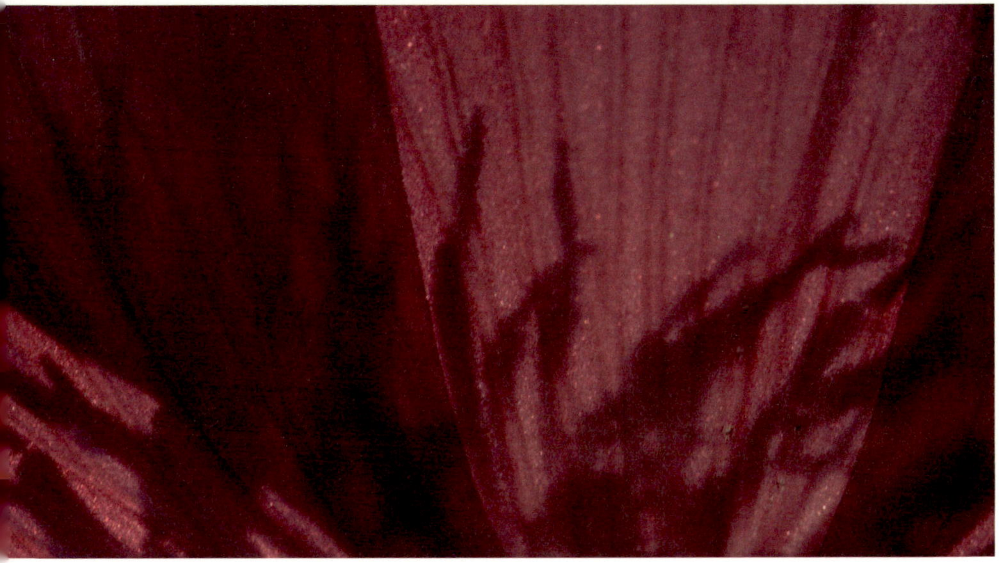

Dann treibt seine Blätter der Wind davon.

Hermann Hesse,
Julikinder

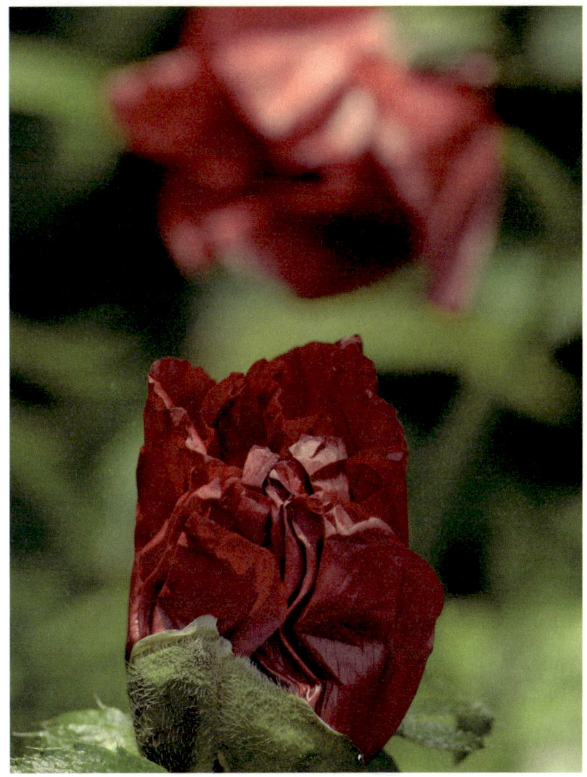

Tod und Vergänglichkeit beschäftigen seit jeher die Menschheit, der die Fähigkeit und die Bürde gegeben ist, über die eigene Sterblichkeit nachzudenken. Vieles, was eben noch Gegenwart war, gehört gleich darauf der Vergangenheit an. Der Mohn ist unter allen Pflanzen das Sinnbild dafür: Seine zarten Blüten, kaum der Knospe entsprungen, sind oft am nächsten Tag schon verwelkt. Kaum pflückt man ihn, verliert er seine Blätter; ein kurzer Windstoß, und seine Blüten werden in alle Richtungen verteilt – und die Schönheit des blühenden Feuers ist dahin.

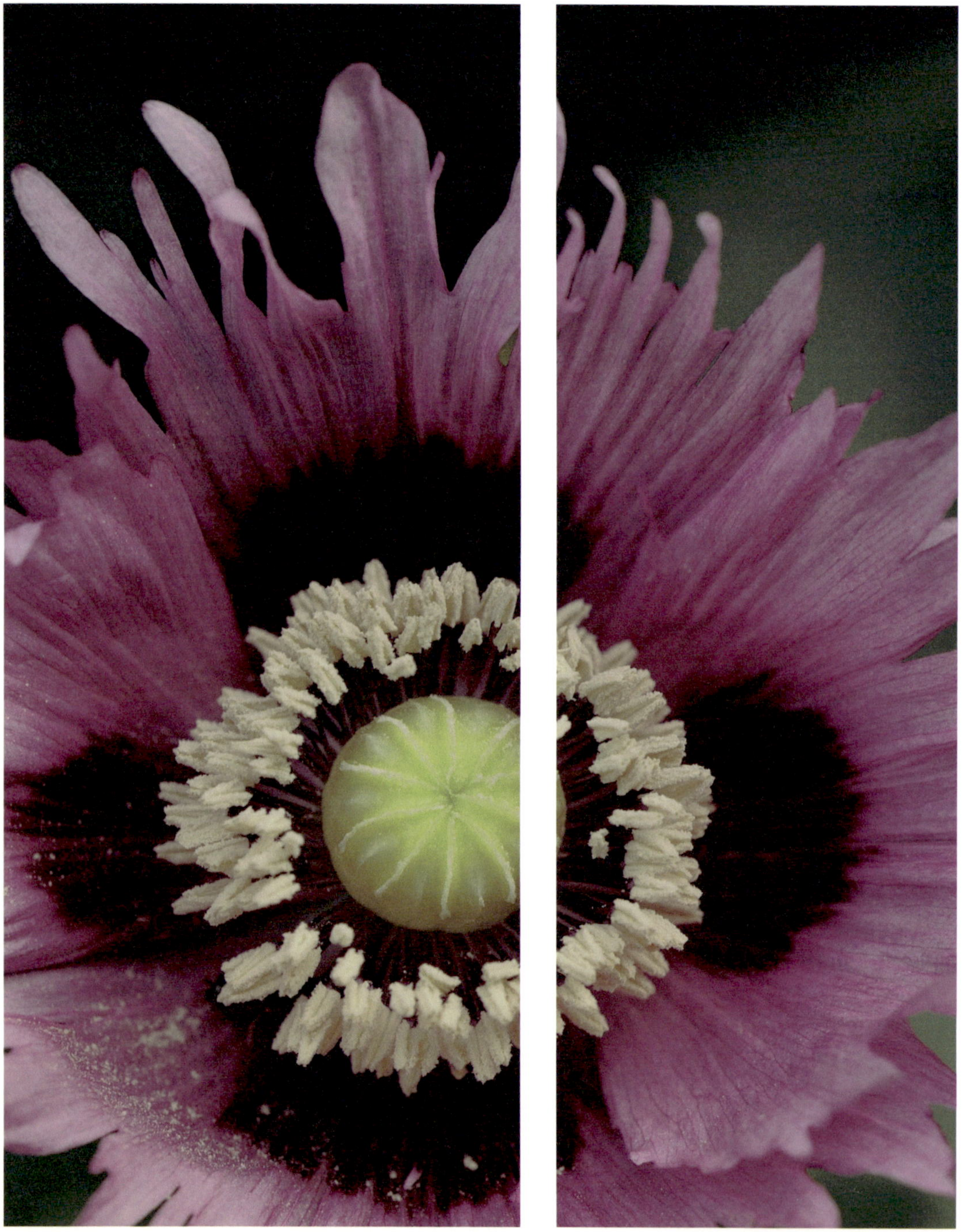

Mohn! sagt Ewald enttäuscht. Mohn! wer wird denn Mohn holen? Ein Sturm, und alles ist fort. Sie werden sehen. Und was dann? ja, was dann?…

Rainer Maria Rilke,
Ewald Tragy

Blass schweigt der Mohn.
Noch ein fernes Schwingenrauschen,
Hohle Stille dann …
Und die leeren Kelche lauschen.
Klaffend geöffnet
Hungernde Grüfte.
Steine klagen.
Schneidend im Dunkel
Weiße Sensen.
Darbend pfeifen die Lüfte.

Max Dauthendey,
Totes Feuer

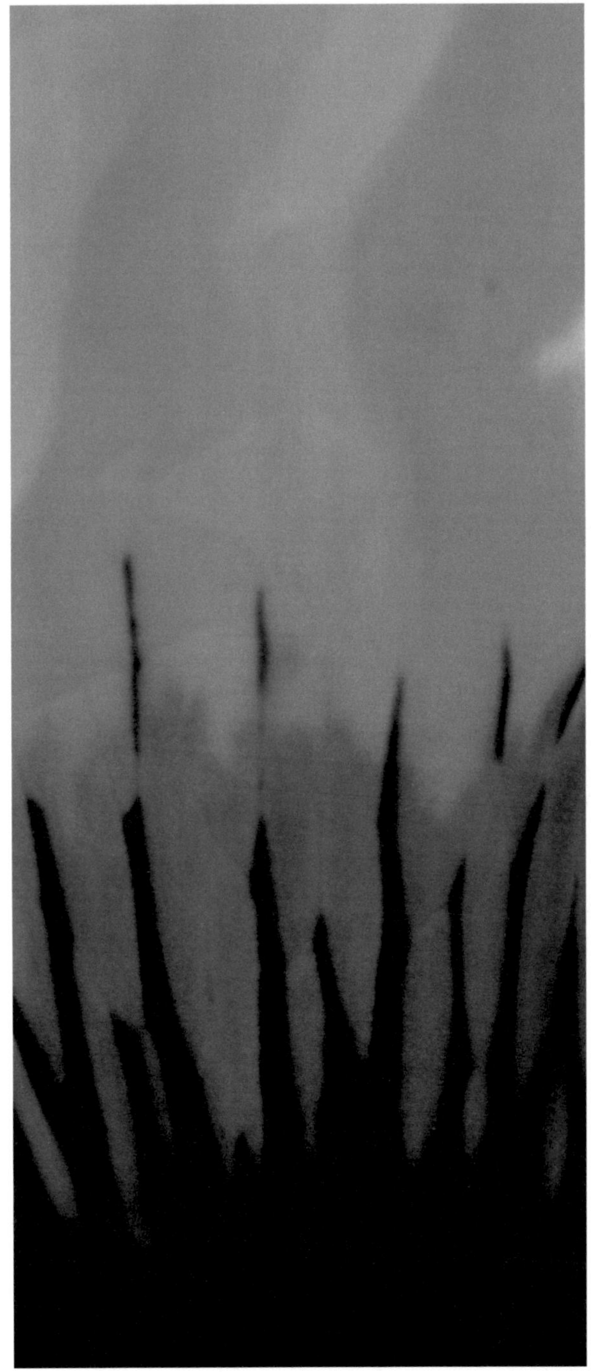

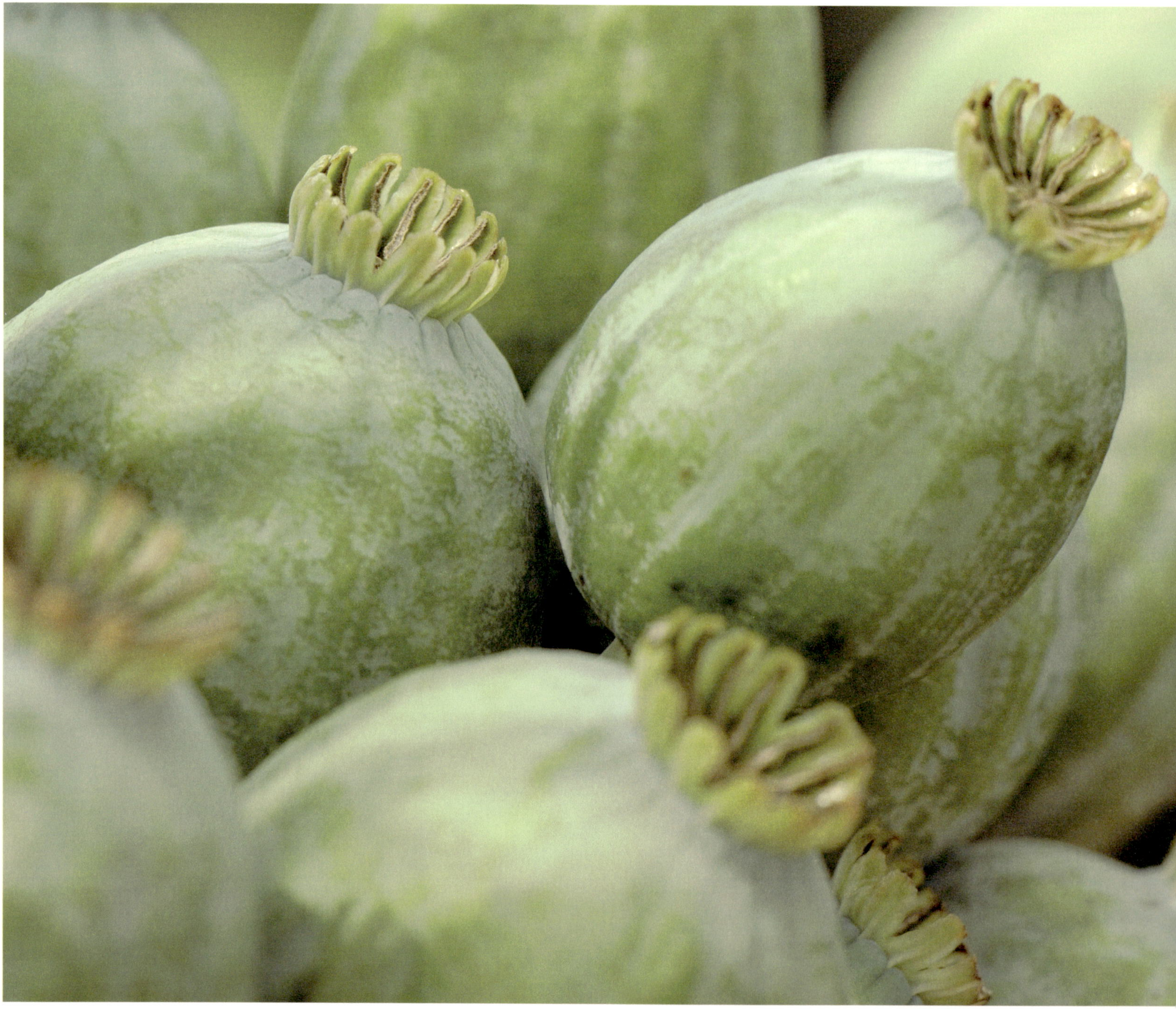

Fruchtbarkeit

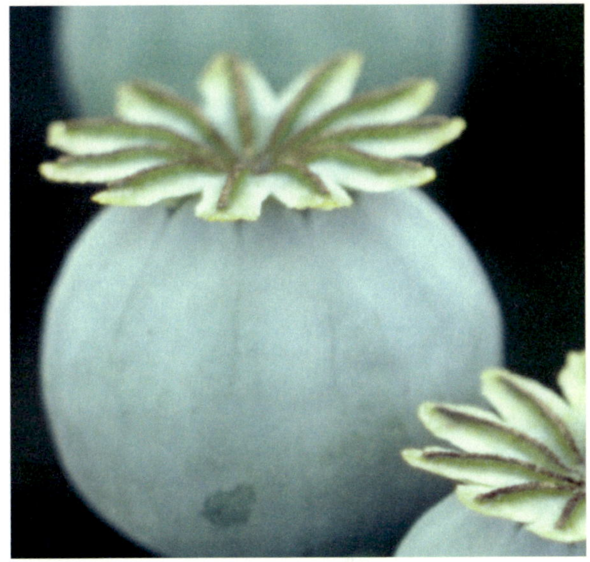

Die schier endlose Anzahl von Samen – bis zu 30 000 in einer Kapsel –, die der Mohn so verschwenderisch ausstreut, macht ihn zum Symbol der Fruchtbarkeit und des Werdens.
Demeter, Göttin des Ackerbaus, des Getreides und der fruchttragenden Erde, war über den Verlust ihrer Tochter derart verzweifelt, dass sie die Erde öde und unfruchtbar werden ließ. Nichts gedieh mehr, solange die Göttin trauerte, die Ernte blieb aus und Tiere und Menschen litten Hunger. Nachdem eine Einigung mit Hades gefunden war und Demeter wusste, dass sie Persephone wiedersehen würde, ließ die Göttin das Korn wieder wachsen. Als Zeichen ihrer Gunst schenkte sie den Menschen die geheimnisvollste aller Blumen, den Mohn, dessen nahrhafte Samen ihnen Wohlstand und Glück bescherten.

Der Mohn vermehrt sich, indem sich die Poren der geschlossenen Kapsel öffnen: Wenn der Stängel durch den Wind bewegt oder abgeknickt wird, werden die Samen ausgeschüttet und weit verstreut.

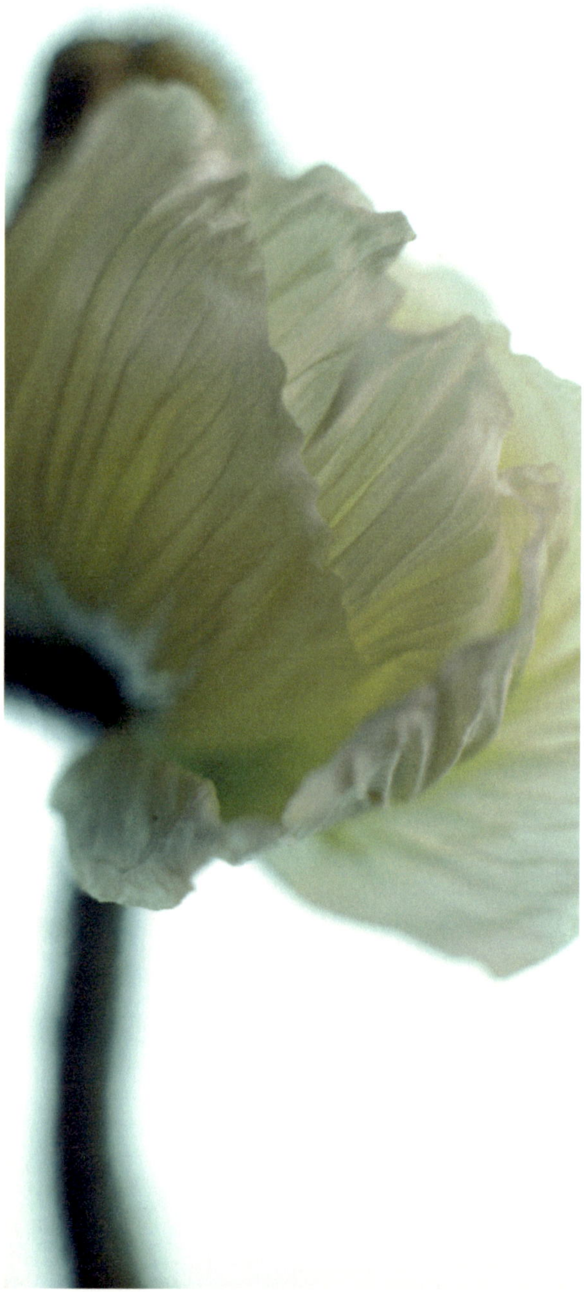

Schlaf

Wie dort, gewiegt von Westen,
Des Mohnes Blüte glänzt!
Die Blume, die am besten
Des Traumgotts Schläfe kränzt;
Bald purpurhell, als spiele
Der Abendröte Schein,
Bald weiß und bleich, als fiele
Des Mondes Schimmer ein.

Zur Warnung hört ich sagen,
Dass, der im Mohne schlief,
Hinunter ward getragen
In Träume schwer und tief;
Dem Wachen selbst geblieben
Sei irren Wahnes Spur,
Die Nahen und die Lieben
Halt' er für Schemen nur.

In meiner Tage Morgen,
Da lag auch ich einmal,
Von Blumen ganz verborgen,
In einem schönen Tal.
Sie dufteten so milde!
Da ward, ich fühlt es kaum,
Das Leben mir zum Bilde,
Das Wirkliche zum Traum.

Seitdem ist mir beständig,
Als wär es nur so recht,
Mein Bild der Welt lebendig,
Mein Traum nur wahr und echt;
Die Schatten, die ich sehe,
Sie sind wie Sterne klar.
O Mohn der Dichtung! wehe
Ums Haupt mir immerdar!

Ludwig Uhland,
Der Mohn

Kraft und Erholung, Entspannung und Ruhe, den Tag beenden: Für Körper und Geist ist der Schlaf von größter Wichtigkeit. Ein Drittel seines Lebens verbringt der Mensch schlafend. Jeder entwickelt dabei andere Gewohnheiten und Rituale. Manche Leute sind Nachtmenschen; sie sind am liebsten dann wach, wenn die Welt schläft. Andere brauchen unbedingt ihren Nachtschlaf und erwachen am frühen Morgen voll Energie, weil sie das Tageslicht lieben. Manche träumen viel und lebhaft, andere behaupten, nur selten zu träumen. Schlafwandler hält es nicht in ihrem Bett; sie unternehmen nachts die seltsamsten Dinge und wissen am Tag nichts mehr davon. Viele Menschen flüchten sich gern in diese dunkle, stumme Welt des Schlafs, um die Mühen des Alltags zu vergessen.

Schlaf und Traum sind für uns alle, nicht nur für die Schlafforscher, faszinierende Gebiete, mal schön, mal beängstigend. Oft fehlt uns nach dem Aufwachen die Erinnerung daran, was in jenem anderen Reich geschehen ist, das uns so fern und doch so nah ist. Was sind Träume? Wir verarbeiten darin Erlebtes, schon Vergangenes, manche glauben Zukünftiges zu sehen. Manchmal erleben wir dort Verwirrendes, nahezu Unglaubliches, und können uns nicht erklären, woher es kam. Nach dem Erwachen ist es dann gar nicht so leicht, sich aus der Traumwelt zu lösen und wieder ins Diesseits zu gelangen.

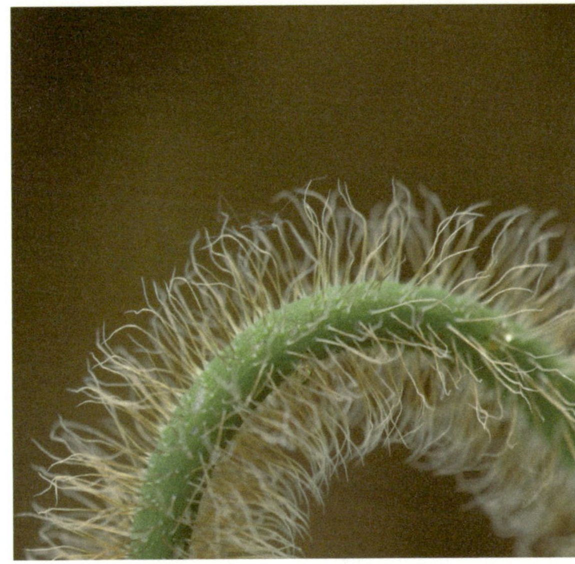

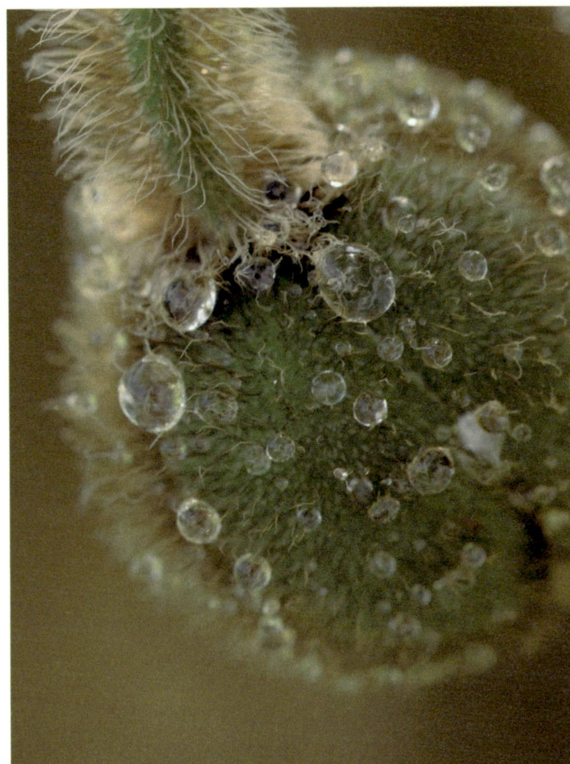

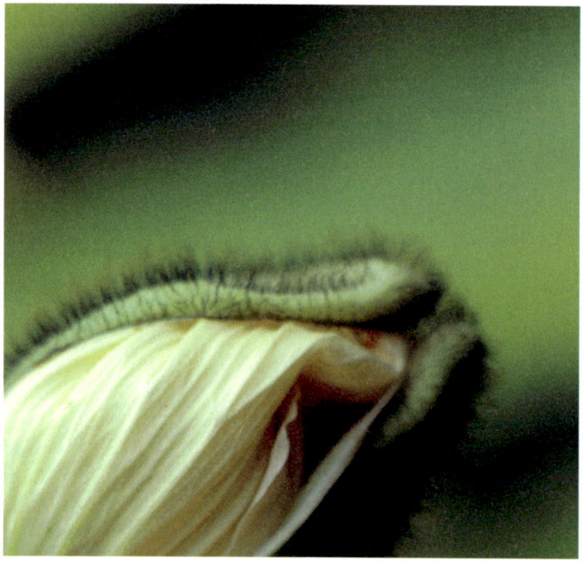

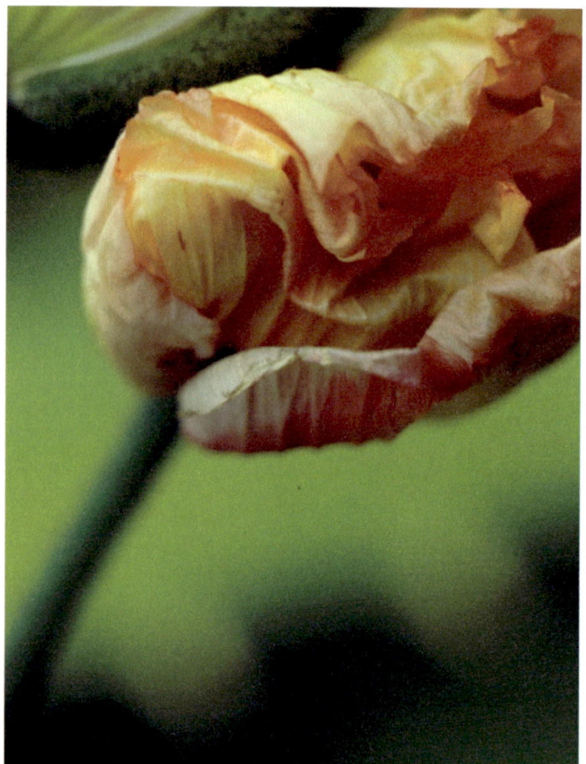

Schon in der Antike war die schlafbringende und traumfördernde Wirkung des aus der Mohnpflanze gewonnenen Opiums bekannt. Dieses Wissen spiegelt sich auch in der griechischen Mythologie: Abbildungen von Hypnos, dem Gott des Schlafes, zeigen ihn häufig mit einem Kranz aus Mohnblüten. Er soll auch der über den Raub ihrer Tochter verzweifelten Demeter den Milchsaft des Vergessens eingeflößt haben, um ihren Kummer zu stillen. Seine Mutter Nyx, die Göttin der Nacht, und seine Söhne Morpheus und Phantasos werden ebenfalls mit Kapseln oder Stängeln der Mohnpflanze oder einem Gefäß, gefüllt mit dem Schlaftrunk, gezeigt. Es ist ein Schlaftrunk, der den Menschen auch in den ewigen Schlaf hinübertragen kann.
Lange Zeit gab man sogar Kleinkindern eine Mischung aus Milch und Mohnsamen zu trinken, damit sie besser und schneller schliefen. Aus Mohn und Honig stellte man Mohnlutscher zum gleichen Zweck her, aber auch schon das bloße Unterlegen einer Mohnkapsel sollte den Säugling einschläfern. Welche Gefahr mit der Verabreichung von Schlafmohnpräparaten verbunden war, erkannte man erst im 20. Jahrhundert.

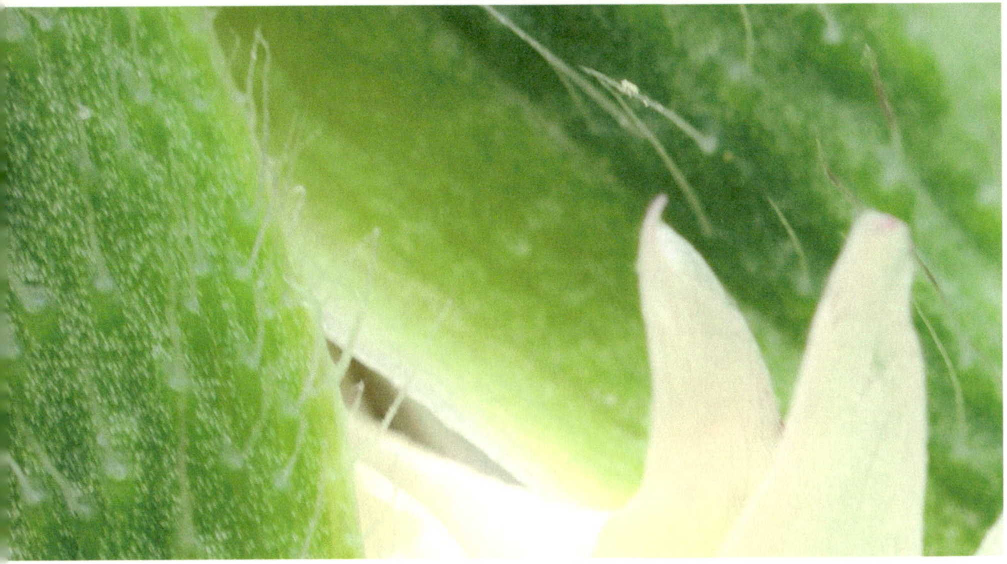

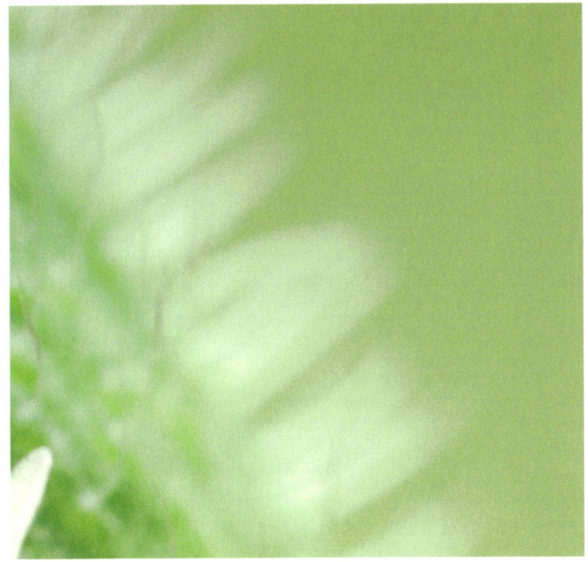

Nächst den Cimmeriern ist die lang eingehende Steinkluft
Tief in den Berg, wo hauset der unbetriebsame Schlafgott […]
Rings um die Pforte der Kluft sind wuchernde Blumen des Mohnes
Und unzählbare Kräuter, woraus sich Milch zur Betäubung
Sammelt die Nacht und tauig die dumpfigen Lande besprenget […]
Wo sich der Gott ausdehnet, gelöst von Ermattung die Glieder.
Rings um jenen zerstreut in vielfach gaukelnder Bildung
Liegen die luftigen Träume, so viel als Ähren das Kornfeld,
Als Laub träget der Wald und gespületen Sand das Gestade.

Ovid,
Die Wohnung des Schlafgottes

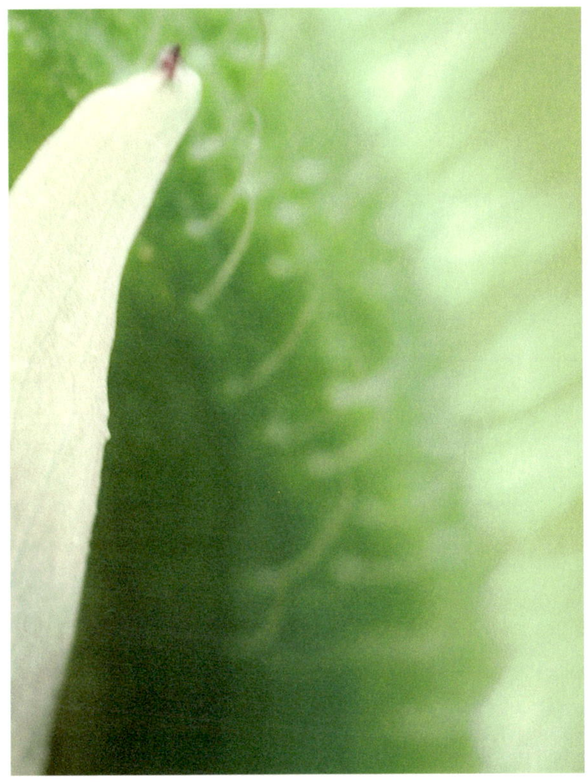

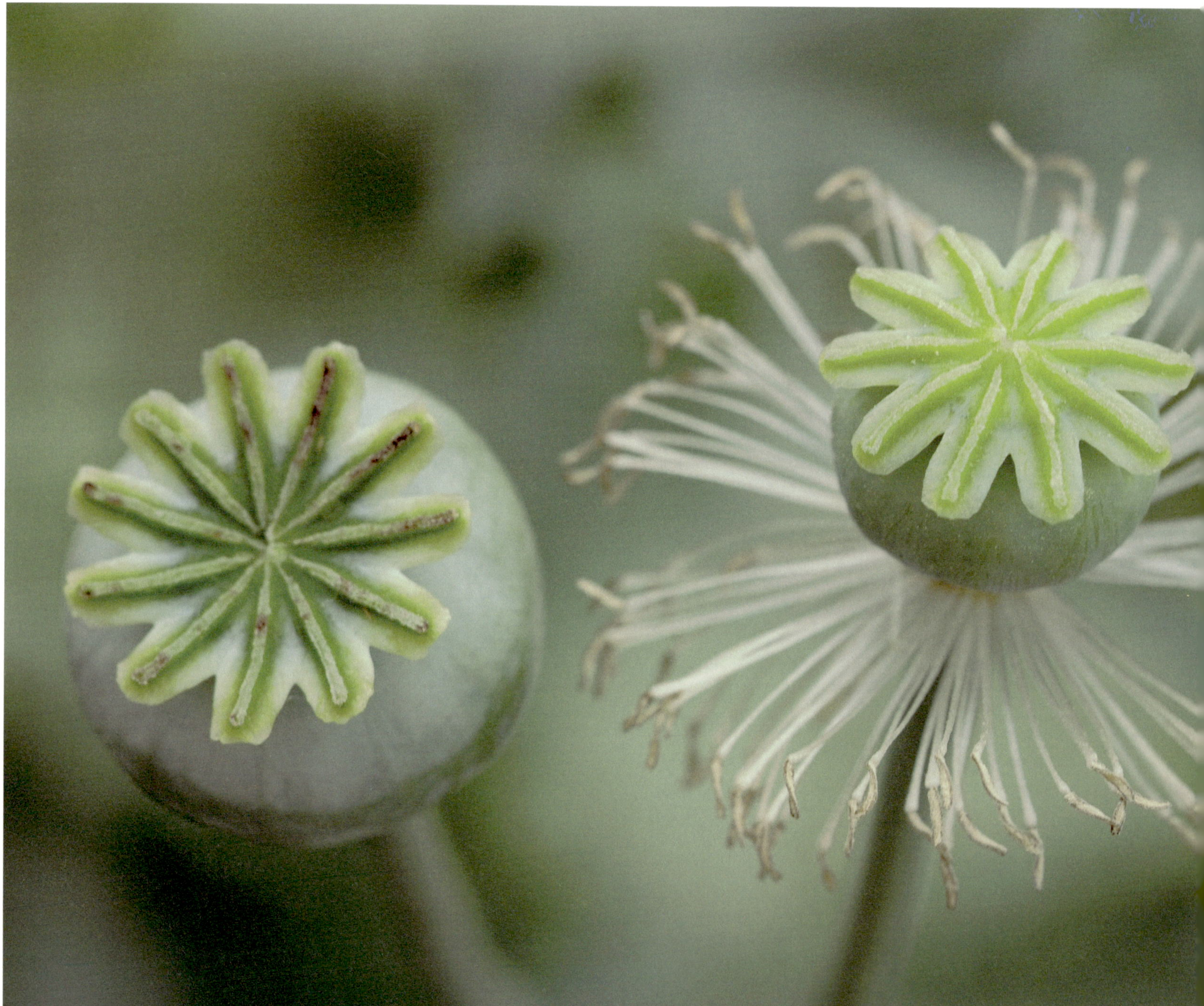

Abseits im Garten blüht der böse Schlaf,
in welchem die, die heimlich eingedrungen,
die Liebe fanden junger Spiegelungen,
die willig waren, offen und konkav,

und Träume, die mit aufgeregten Masken
auftraten, riesiger durch die Kothurne -
das alles stockt in diesen oben flasken
weichlichen Stengeln, die die Samenurne

(nachdem sie lang, die Knospe abwärts tragend,
zu welken meinten) festverschlossen heben:
gefranste Kelche auseinanderschlagend,
die fieberhaft das Mohngefäß umgeben.

Rainer Maria Rilke,
Schlaf-Mohn

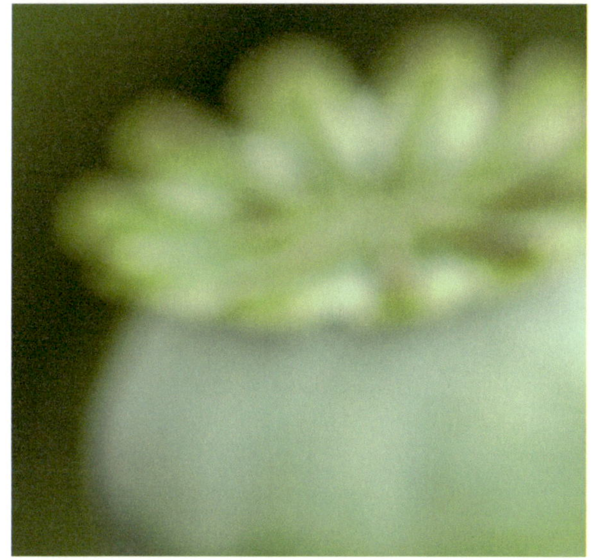

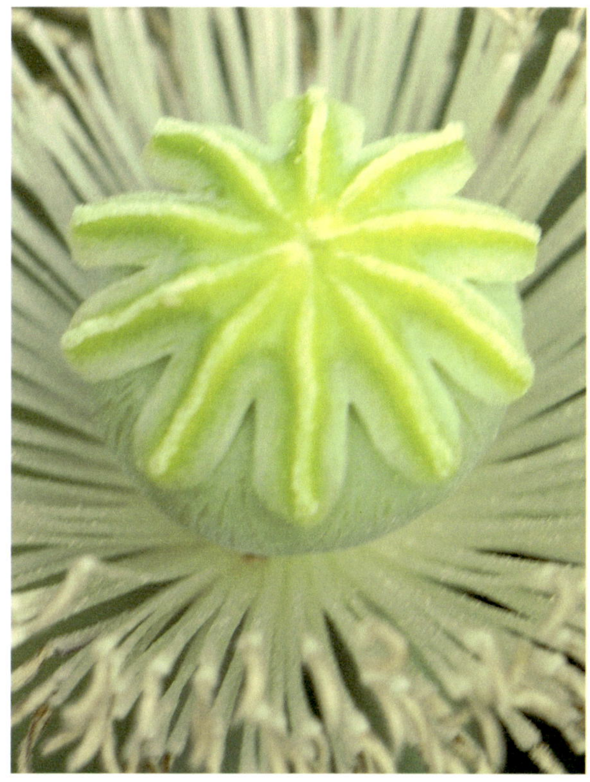

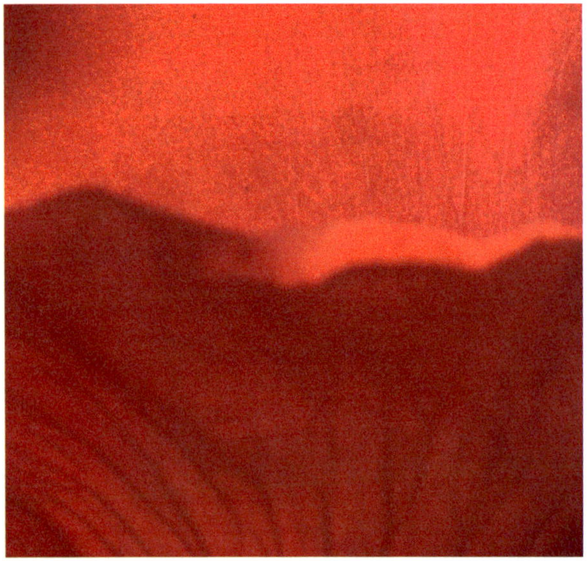

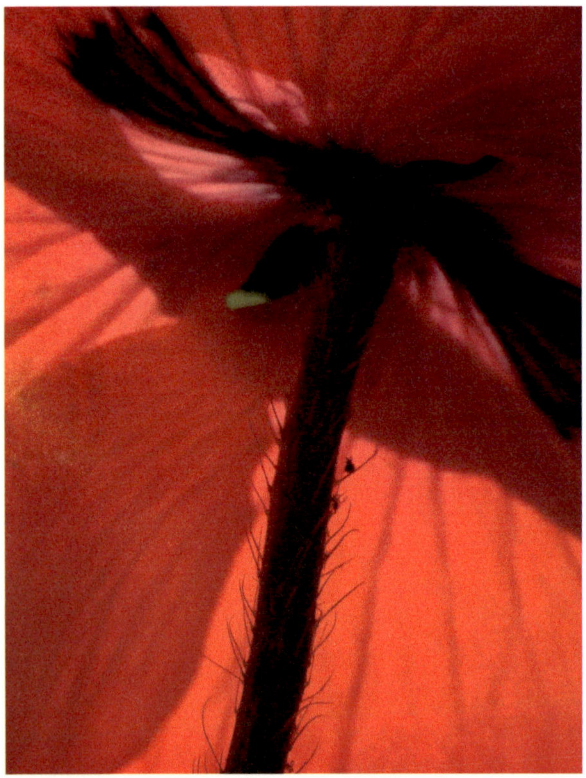

Sehnsucht, Liebe, Leidenschaft

Den roten Mund hat der Mohn zum Kuss geöffnet, das erwartungsvolle Leuchten gleicht einem Lockruf. Es gibt viele Blumen der Liebe, der Mohn ist eine davon. Vor allem der üppige und dennoch so zarte Türkische Mohn ist es, der verzaubert und dem die Menschen in Leidenschaft verfallen sind, so dass die Züchter nicht müde werden, ihm immer neue Formen und Farben zu entlocken.

In manchen Versionen der Liebesgeschichte zwischen Adonis und Aphrodite spielt der Mohn eine große Rolle. Als der schöne Jüngling stirbt, wachsen an der Stelle, auf die Aphrodites Tränen fallen, Mohnblumen. Sie kümmert sich aufopfernd um die Pflanzen; diese Beschäftigung und die Schönheit der Blüten schenken ihr Trost und Vergessen. Mohn gehört übrigens zu den Substanzen, die ihren Namen von der Liebesgöttin bekommen haben – er ist ein Aphrodisiakum. Im alten Griechenland waren viele würzige Kräuter und duftende Pflanzen mit erotisierender und berauschender Wirkung der schönen Göttin mit den vielen Liebschaften geweiht.

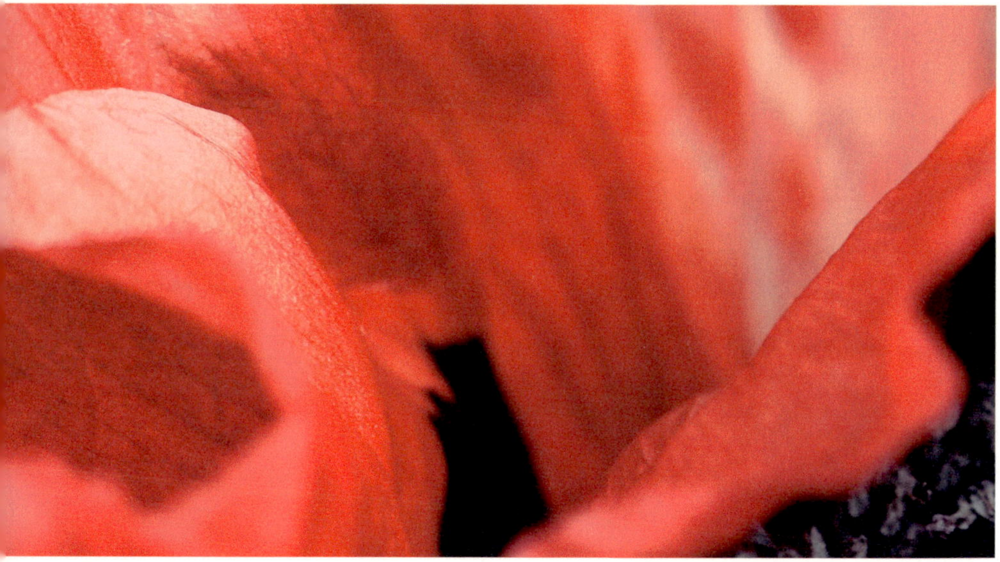

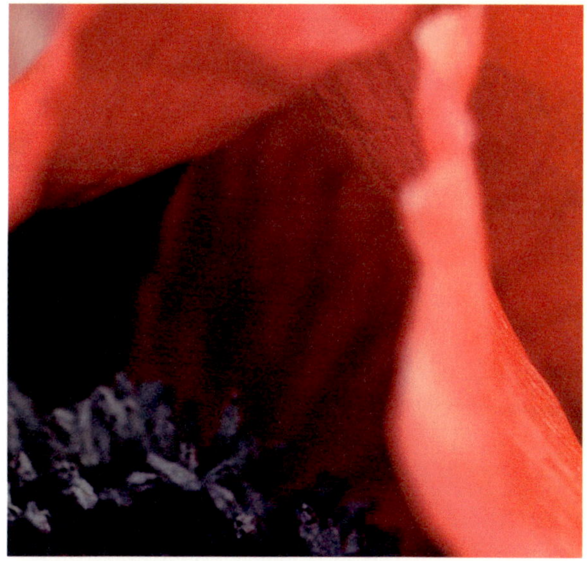

Nachts, wenn das Pendel der Liebe schwingt
Zwischen Immer und Nie,
stößt ein Wort zu den Monden des Herzens
und dein gewitterhaft blaues
Aug reicht der Erde den Himmel.

Paul Celan

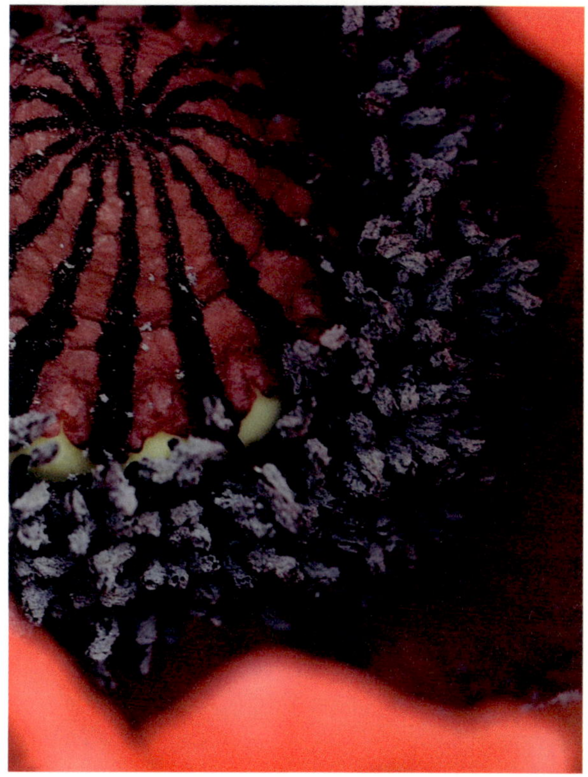

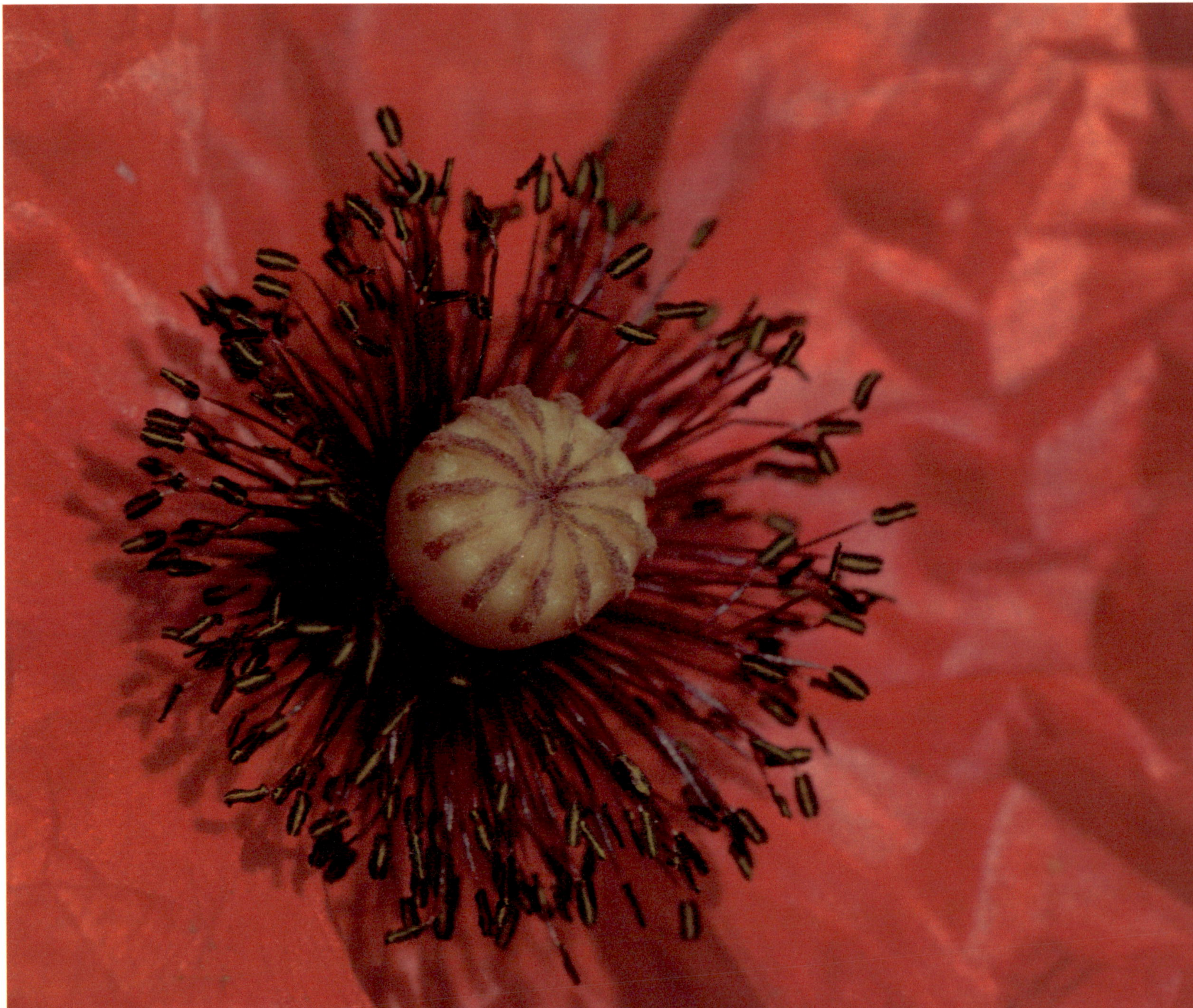

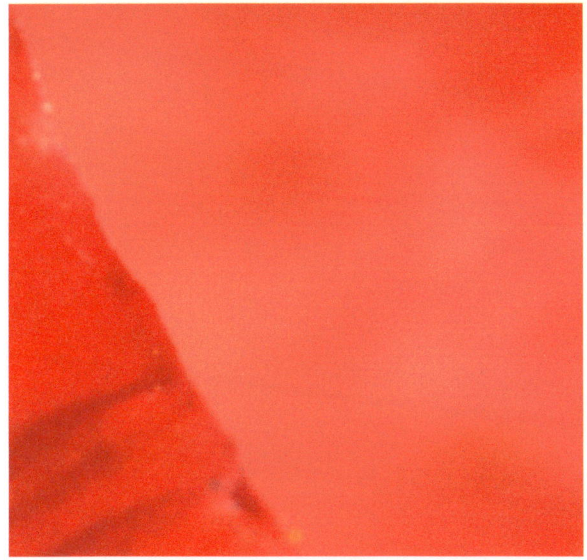

Deine seidenzarten Blätter
haften leise nur am Stiel.
Traurig wär's, wenn ich dich küsste
und o Mohn! dein Kelch zerfiel.

Annemarie Herleth,
Mohnblume am Abend

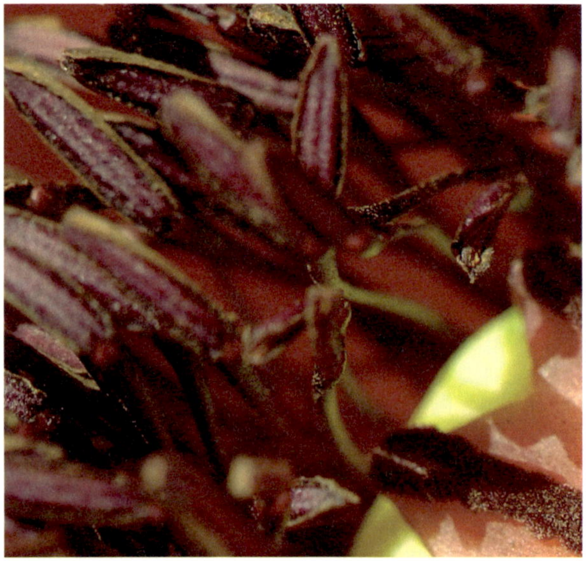

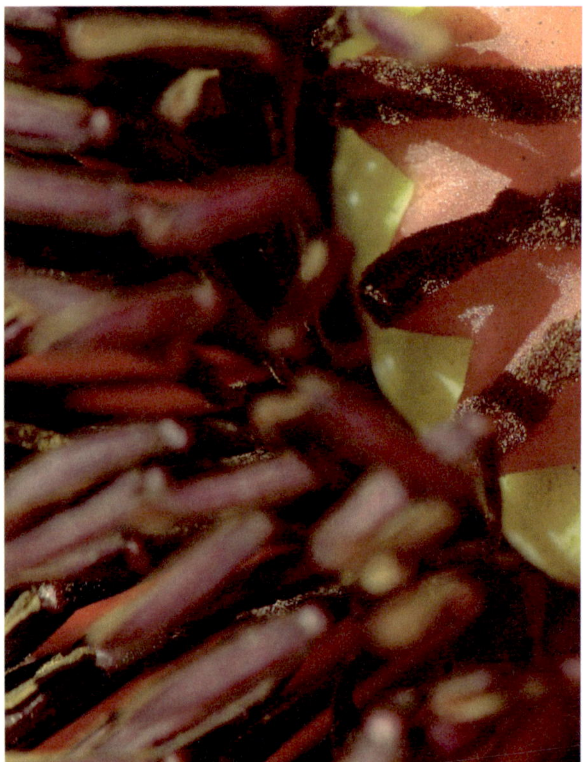

Rausch

Die berauschenden Stoffe sind vor allem im weißen Milchsaft des Schlafmohns versteckt. Dieser enthält unter anderem die Alkaloide Morphin, Codein und Papaverin. Der Morphingehalt in den Samen ist verschwindend gering. Dennoch können unter Umständen Drogentests nach dem Verzehr von Mohnsamen positiv ausfallen – das ist dann aber meist auf verunreinigte Mohnsamen zurückzuführen, die mit dem Milchsaft in Berührung gekommen sind.

Übrigens: Aufgrund der möglichen positiven Werte dürfen mohnhaltige Nahrungsmittel in deutschen Gefängnissen nicht verzehrt werden.

Dass Opium sehr leicht süchtig machen kann, war stets bekannt, aber erst im 19. Jahrhundert begann man diese Gefahr wirklich ernst zu nehmen. Bis dahin war der Opiummissbrauch im großen Stile normal.

Die Sonne strahlt ihre stechendste Hitze aus, der Eisvogel sitzt am Rande des Teichs, die Zikaden schrillen, die Grille zirpt, die Kapseln irgendwelcher Körnerfrucht springen auf, der Mohn lässt sein Morphium in flüssigen Tränen ausschwitzen und alles hebt sich klar von dem dunklen Blau des Äthers ab. Über den rötlichen Erdflächen der Terrasse verzittern die heiteren Dämpfe dieses natürlichen Punsches, der die Insekten und Blumen berauscht, der uns in den Augen brennt und die Gesichter bräunt.

Honoré de Balzac,
Die Bauern

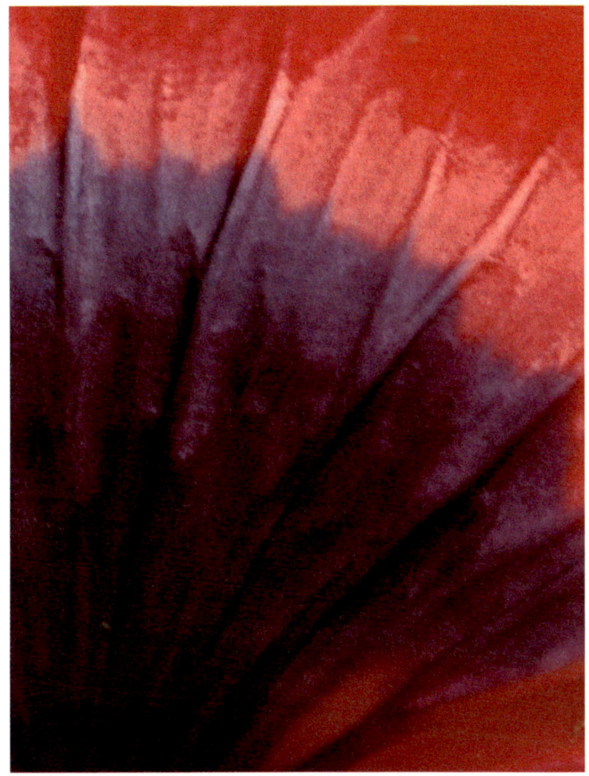

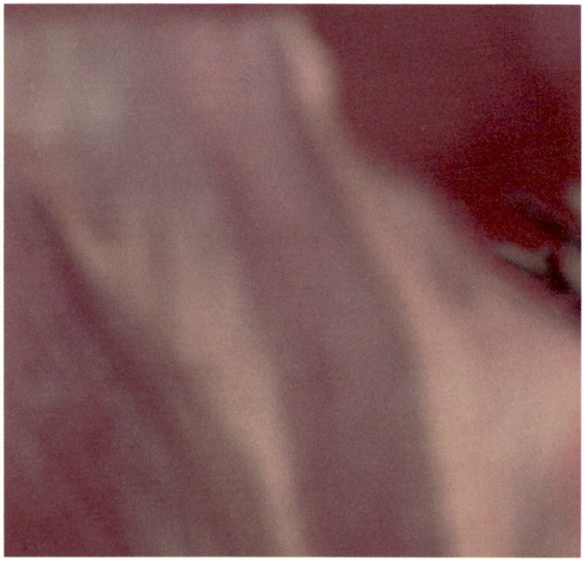 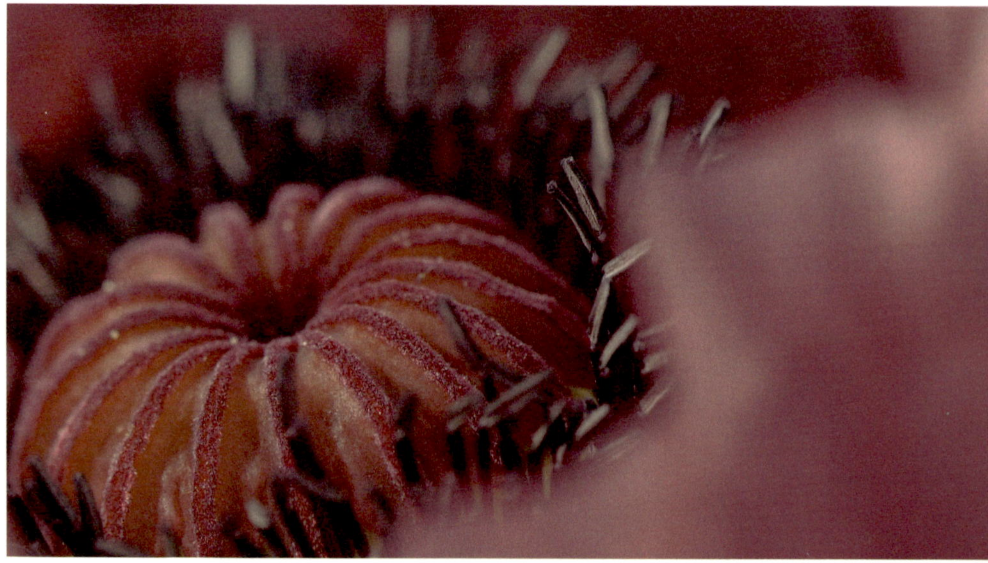

Bereits in der Antike wurde der Milchsaft des Schlafmohns mit dem darin enthaltenen Opium zur Luxusdroge der römischen Kaiser. Mit dem Ende des Römischen Reiches büßte dieser Trank an Bedeutung ein, wurde sogar verboten: Papst Leo I. sprach einen Bann über den »satanischen Mohnsaft« aus.

Der Mensch, der lange dem Opium oder Haschisch gefrönt hat und der, geschwächt wie er es durch seine Leidenschaft ist, die notwendige Energie aufgebracht hat, sich los zu machen, kommt mir wie ein entsprungener Sträfling vor. Er erregt meine Bewunderung …

Charles Baudelaire

Hast auch du
Ein menschliches Herz,
Dunkle Macht?
Was hältst du
Unter deinem Mantel
Das mir unsichtbar kräftig
An die Seele geht?
Du scheinst nur furchtbar –
Köstlicher Balsam
Träuft aus deiner Hand
Aus dem Bündel Mohn
In süßer Trunkenheit
Entfaltest du die schweren Flügel
des Gemüths.
Und schenkst uns Freuden
Dunkel und unaussprechlich
Heimlich, wie du selbst bist,
Freuden, die uns
Einen Himmel ahnden lassen.
Wie arm und kindisch
Dünkt mir das Licht,
Mit seinen bunten Dingen
Wie erfreulich und gesegnet
Des Tages Abschied.
Also nur darum
Weil die Nacht dir
Abwendig macht die Dienenden
Säetest du
In des Raums Weiten
Die leuchtenden Kugeln
Zu verkünden deine Allmacht
Deine Wiederkehr
In den Zeiten deiner Entfernung.
Himmlischer als jene blitzenden
Sterne
In jenen Weiten
Dünken uns die unendlichen
Augen
Die die Nacht
In uns geöffnet.

Novalis,
Hymnen an die Nacht

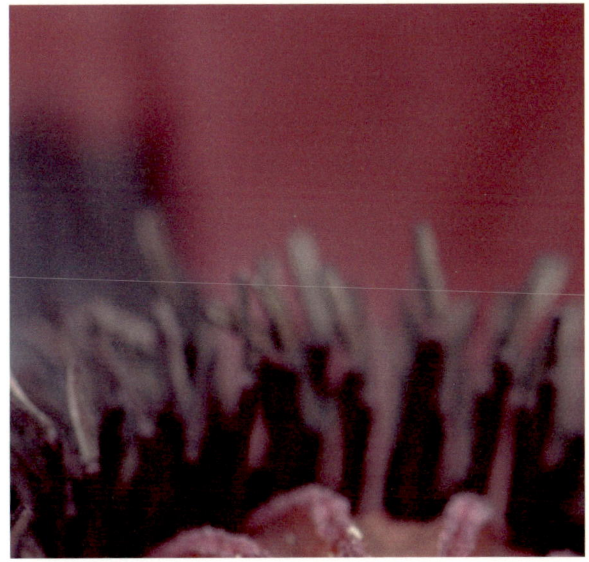

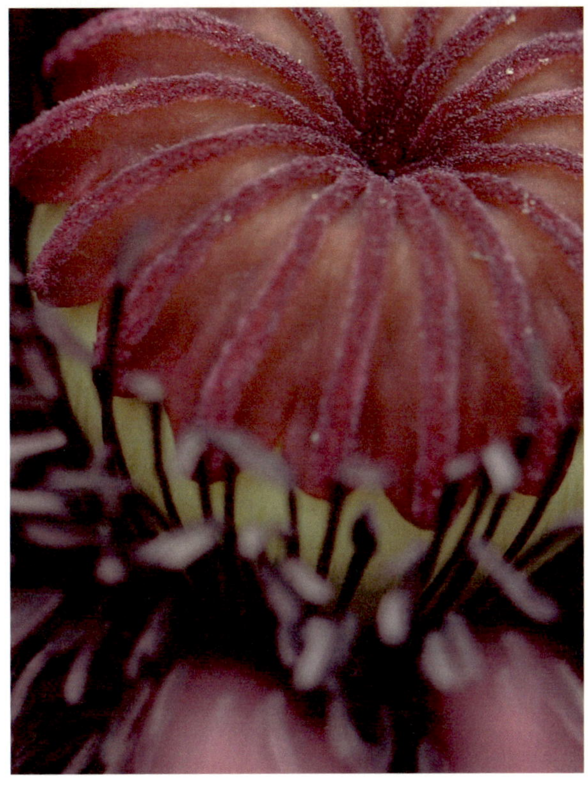

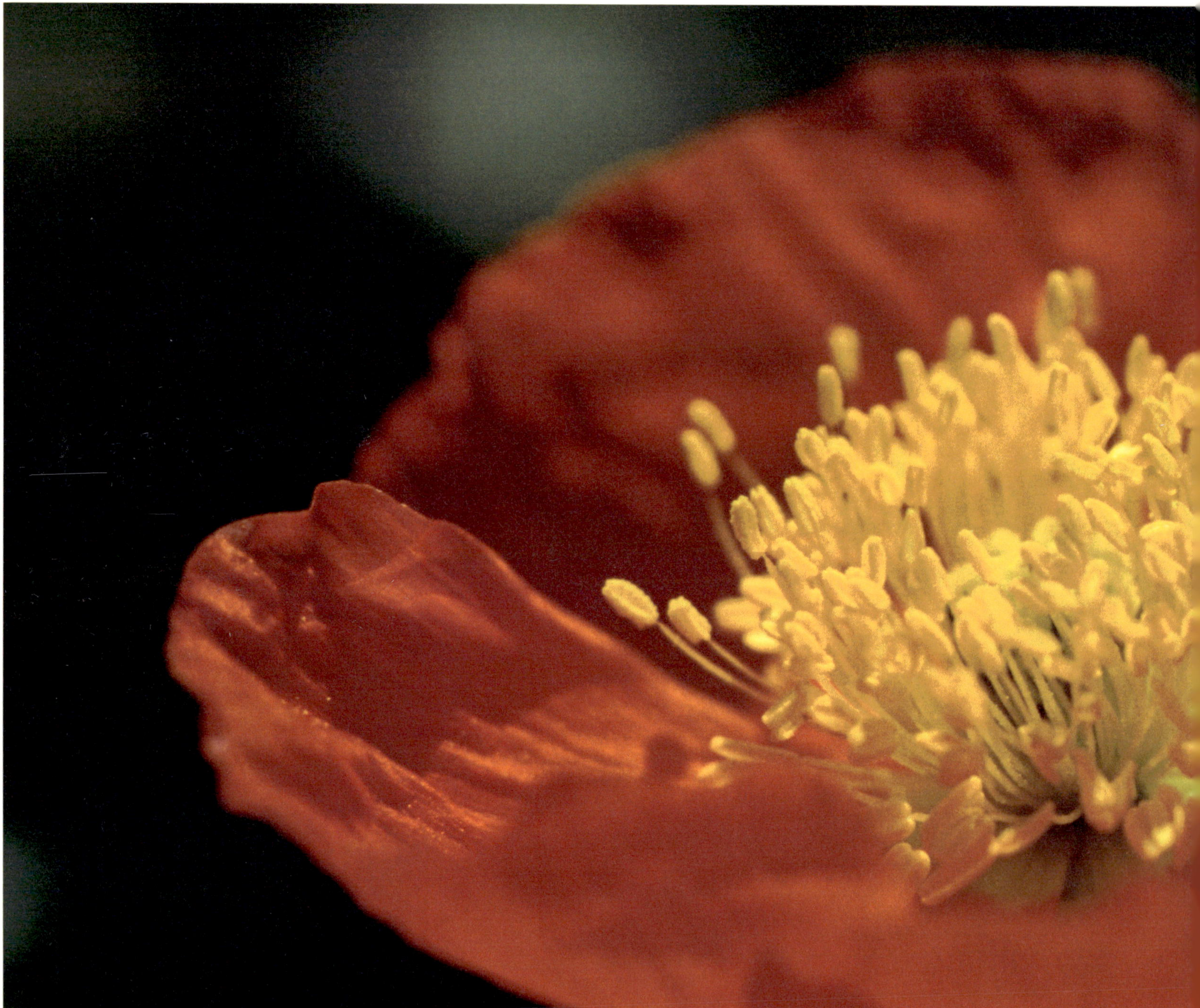

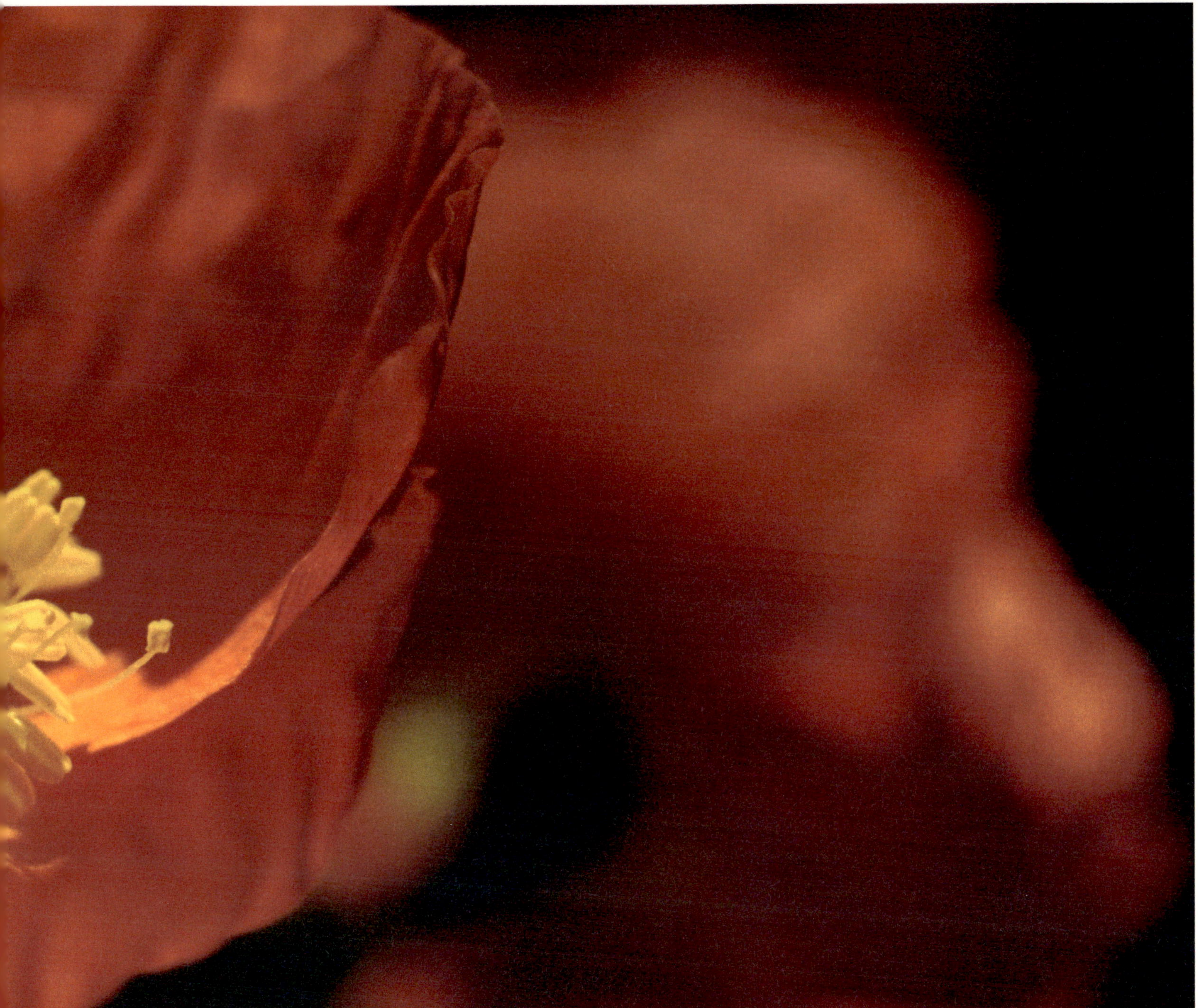

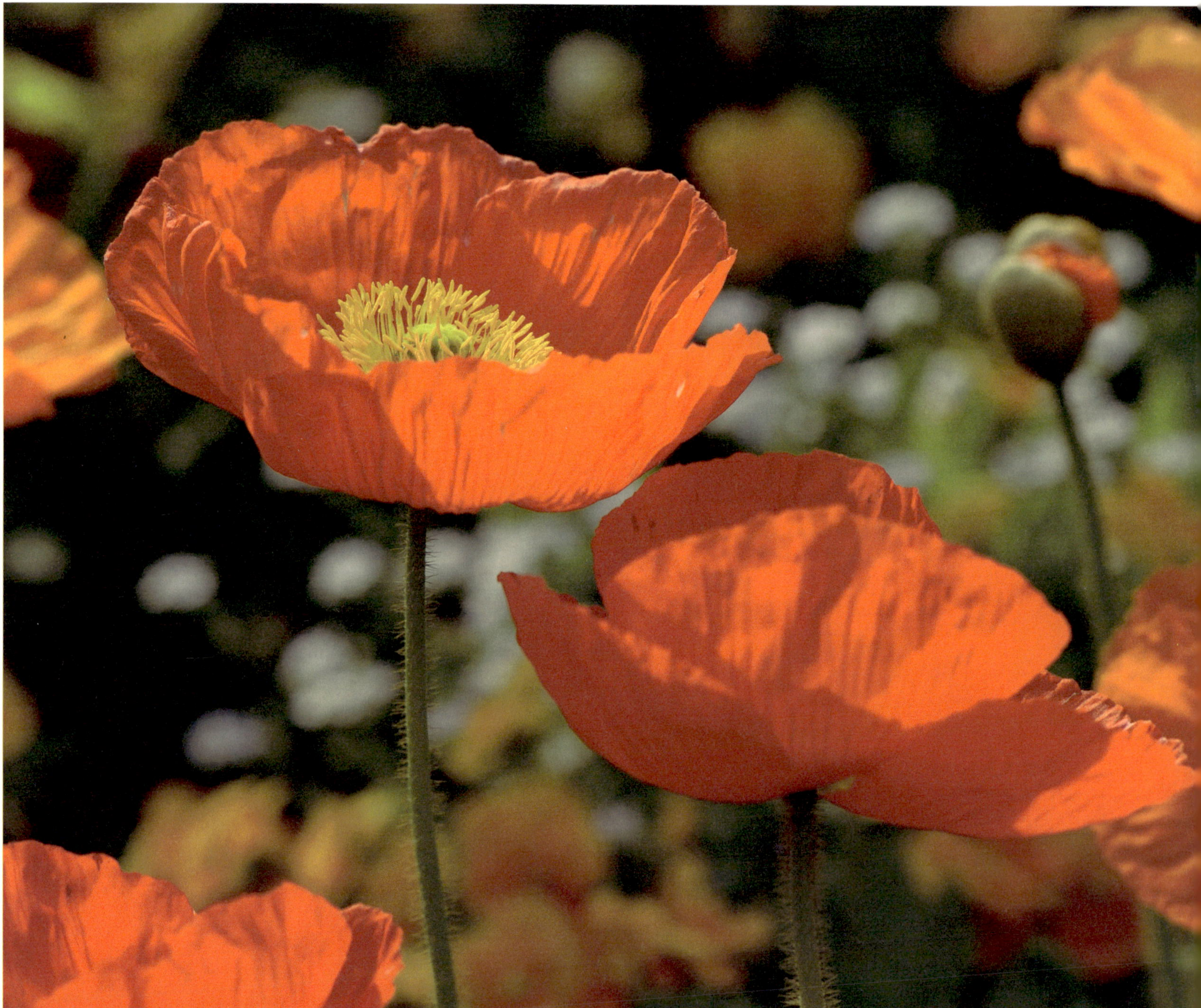

Wie der Mohn zu seinem Namen kam

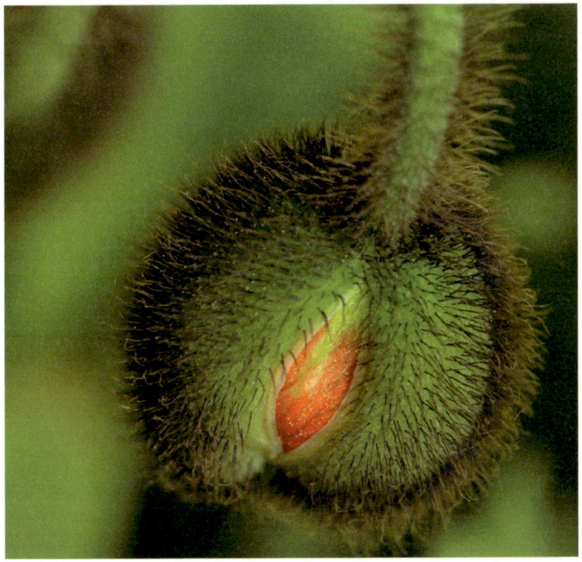

Die Bezeichnung Mohn entwickelte sich aus dem Griechischen. Die Stadt Mekone, die den Göttinnen Persephone und Demeter zugeordnet ist, war ein frühes Zentrum des Mohnanbaus. Aus dem Städtenamen entwickelte sich der Begriff *mekon*. Im Althochdeutschen war daraus *maho* bzw. *mago* geworden, im Mittelhochdeutschen schließlich *mag*, *mah*, *man* oder *mahn*. In der zweiten Hälfte des 18. Jahrhunderts setzte sich die Bezeichnung Mohn durch.
Der lateinische Name lautet *papaver* und war lange Zeit auch in der deutschen Schriftsprache üblich.
In Österreich wird der uns bekannte Mohnstrudel auch als Magenstrudel (sprich: Mognstrudel) bezeichnet. Dies geht nicht etwa auf die heilende Wirkung zurück, die dem Mohnsaft bei Magenerkrankungen zugesprochen wird, sondern auf die Wortentwicklung aus dem Althochdeutschen (nachzulesen z.B. im Wörterbuch der Brüder Grimm).

Der Mohn in anderen Sprachen:

Englisch: poppy
Französisch: pavot
Italienisch: papavero
Spanisch: amapola
Portugiesisch: papoula
Ungarisch: mák
Polnisch: mak

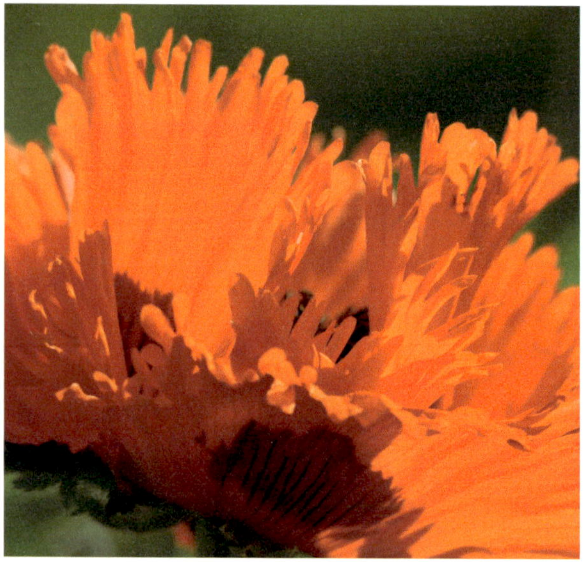

Herkunft und Geschichte

Die ältesten Hinweise auf das Vorkommen und die Verwendung des Schlafmohns lassen sich auf etwa 6 000 v. Chr. datieren. Die ersten Zeugnisse über seine Anwendung stammen von den Sumerern, die seine Melancholie lösende, stimmungsaufhellende und sogar euphorisierende Wirkung kannten und sie für rituelle und religiöse Zeremonien nutzten. Auch schriftliche Überlieferungen aus der altägyptischen Kultur beschreiben die berauschende, belebende und schmerzstillende Wirkung des Saftes aus der Mohnkapsel.

Die Opiumgewinnung im alten Griechenland hat sich in zahlreichen Mythen niedergeschlagen. Die Mohnkapsel ist das Symbol verschiedener Gottheiten der griechischen Mythologie: Hypnos (der Schlafgott) und seine Söhne Morpheus und Phantasos (Götter des Traums), Thanatos (der Gott des Todes), Nyx (die Nacht) und viele andere sind mit dem Schlafmohn assoziiert.

Auch in Ägypten und im alten Rom war das Opium als eine Art Wohlstandsdroge weit verbreitet. Bei den Chinesen wurde vor allem die medizinische und berauschende Wirkung geschätzt. Mit dem aufkommenden Christentum wurde der Mohnsaft als Satanswerk deklariert; Anbau, Handel und Verwendung wurden geächtet und teilweise unter Strafe gestellt. Der Schlafmohn ist heute vor allem in Mittel- und Südeuropa und Asien verbreitet. Einige Arten sind auch in Süd- und Nordamerika sowie Afrika und Australien zu finden.

Die Opiumkriege – Der Handel mit Mohn und Opium

Der Handel mit Opium, der bis ins 20. Jahrhundert hinein in den meisten Ländern legal war, sorgte sogar für zwei Kriege: Der erste Opiumkrieg dauerte von 1839 bis 1842 und der zweite von 1856 bis 1860. Beteiligt waren vor allem England und China.

In China nahm im 18. Jahrhundert der Opiummissbrauch derart überhand, dass der Kaiser schließlich den Import aus England verbieten ließ. Über Ostindien gelang es England dennoch, den Handel mit Opium illegal aufrecht zu halten. Auslöser für den ersten Opiumkrieg war die durch Mitarbeiter des Kaisers angeordnete Vernichtung von über 1 000 Tonnen Opium, ein Millionenverlust für die englischen Händler. England gewann den Krieg und China musste den Opiumimport wieder zulassen.

Ergebnis des zweiten Opiumkriegs war die weitere Öffnung chinesischer Häfen für den Import-/Exporthandel.

Noch heute zählt Mohn zu den für die Weltwirtschaft relevanten Pflanzen. Die Anbaufläche in Österreich beläuft sich auf 1 700 Hektar, weltweit werden knapp 300 000 Hektar bestellt und ca. 200 000 Tonnen Mohnsaat pro Jahr erzeugt. Die illegalen Anbauflächen zur Opiumgewinnung in Afghanistan, China, Kolumbien und Indonesien sind hier nicht mit eingerechnet. Legal und unter strenger Kontrolle werden jährlich ca. 3 000 Tonnen Rohopium für medizinische Zwecke gewonnen.

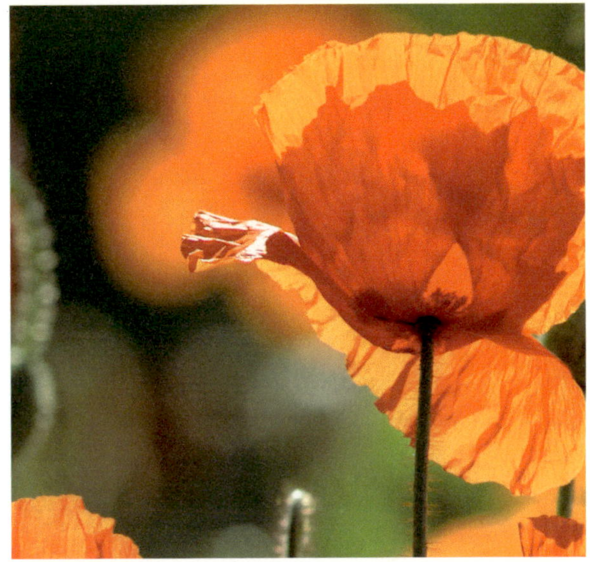

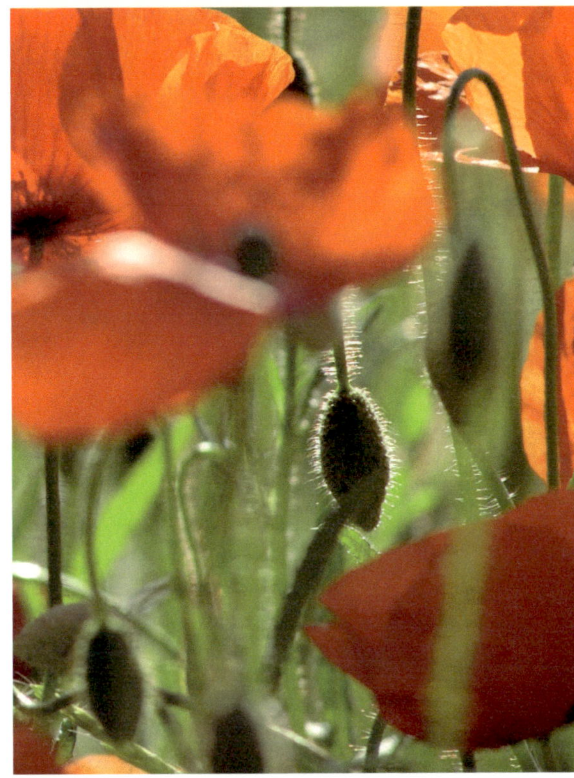

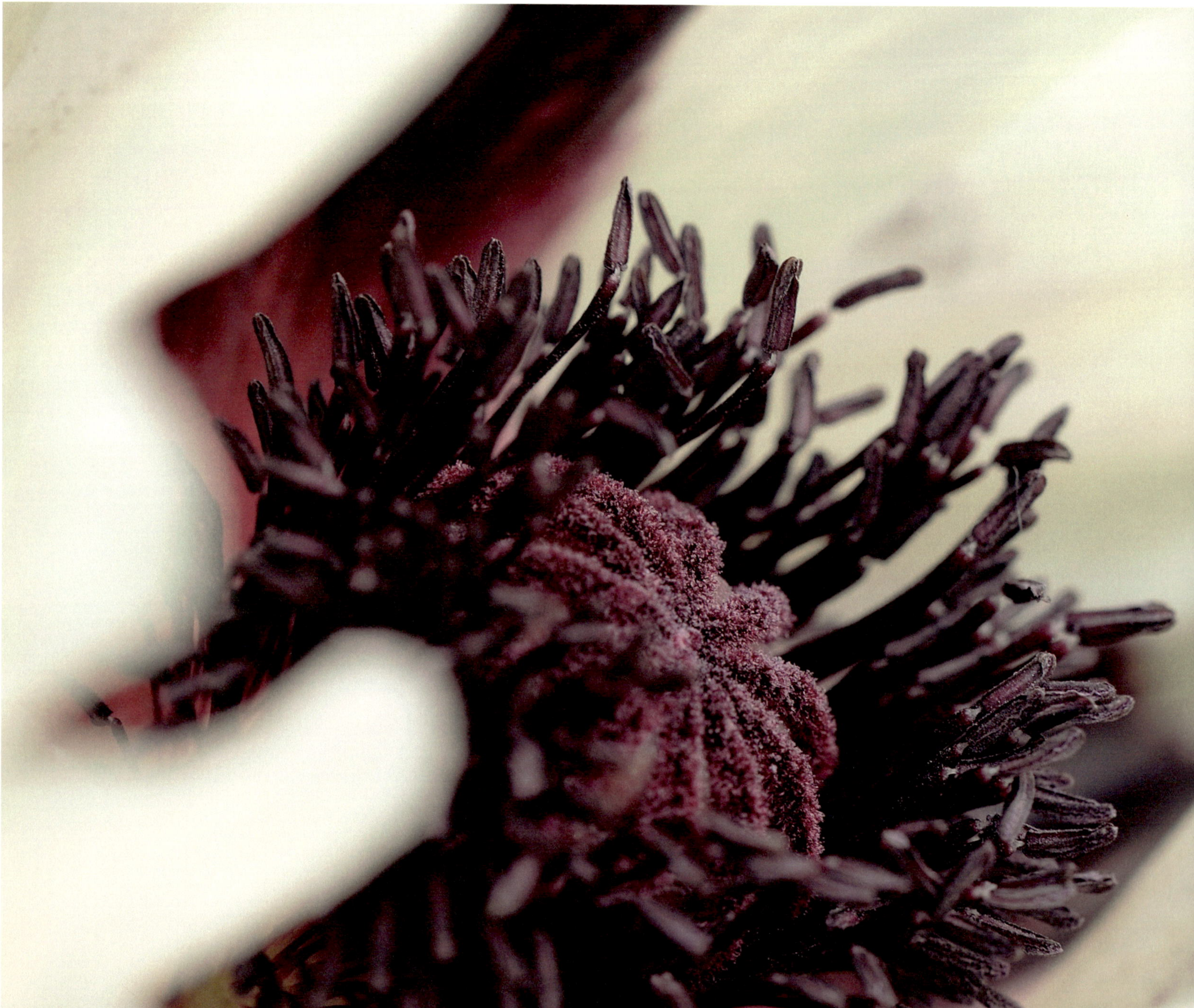

Ein Kaufmann kam von einer weiten Reise über das Meer zurück und brachte allerlei Kostbarkeiten mit nach Hause. Seine Anverwandten bewillkommneten ihn freudig, und er erlaubte ihnen, von den mitgebrachten schönen Sachen nach Belieben ein oder das andere Stück auszuwählen. Die Männer wählten entweder eine reiche Goldstufe oder eine rote, ästige Koralle oder eine Meerschnecke, die fein bemaltem Porzellan glich; die Frauen suchten sich gute Perlen, farbige Edelsteine oder einen hellen, funkelnden Diamant aus. Ein sehr verständiger Mann aber griff nach einem kleinen zusammengelegten Papier, auf dem das Wort »Mohnsamen« geschrieben stand. Als er es öffnete, war aber nur noch ein einziges Samenkörnlein darin; die übrigen waren, weil sie so gar winzig klein sind, auf der Reise herausgefallen und verlorengegangen. Die Umstehenden lachten ihn aus; er aber sprach: »Alle diese Dinge, die ihr gewählt habt, sind herrliche Werke Gottes: allein dieses kleine Mohnkörnlein ist noch ein größeres Wunder seiner Weisheit und Güte. – Der Mohn ist übrigens hierzulande noch gänzlich unbekannt; ich weiß aber dennoch so viel von ihm, dass ich dieses Körnlein allen diesen Schätzen hier weit vorziehe.« Er brachte das Körnlein in seinem Garten mit großer Sorgfalt in die Erde und bekam noch im nämlichen Jahre so viel Samen, dass er im nächsten Jahre ein großes Stück Land damit anbauen konnte. Als die Leute den prächtig blühenden Acker voll großer Purpurblumen sahen, erstaunten sie und riefen: »Wie wunderbar weise hat Gott jenes Körnlein eingerichtet, dass alle diese schönen Blumen daraus hervorkommen konnten!« – Als

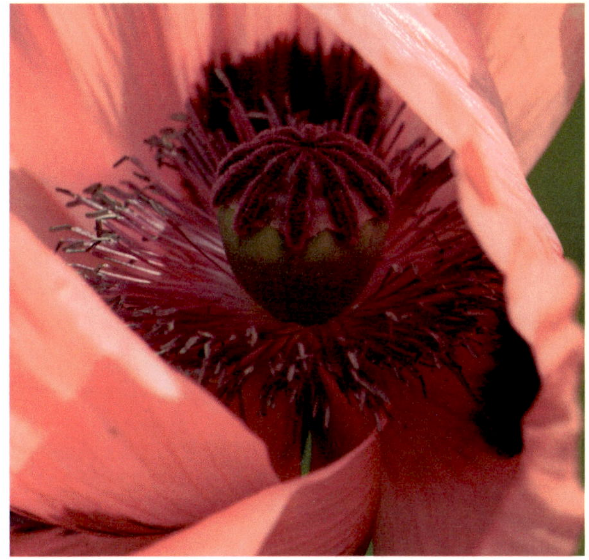

sie das reine, gute Öl kosteten, das aus den Samenkörnern bereitet ward, beteuerten sie, jenes einzige kleine Körnlein werde eine große Wohltat über das ganze Land bringen, und sagten einmütig:

Die Segensfülle ist unendlich groß,
Die Gott in manches Samenkorn verschloss.

Christoph von Schmid,
Das Mohnkörnlein

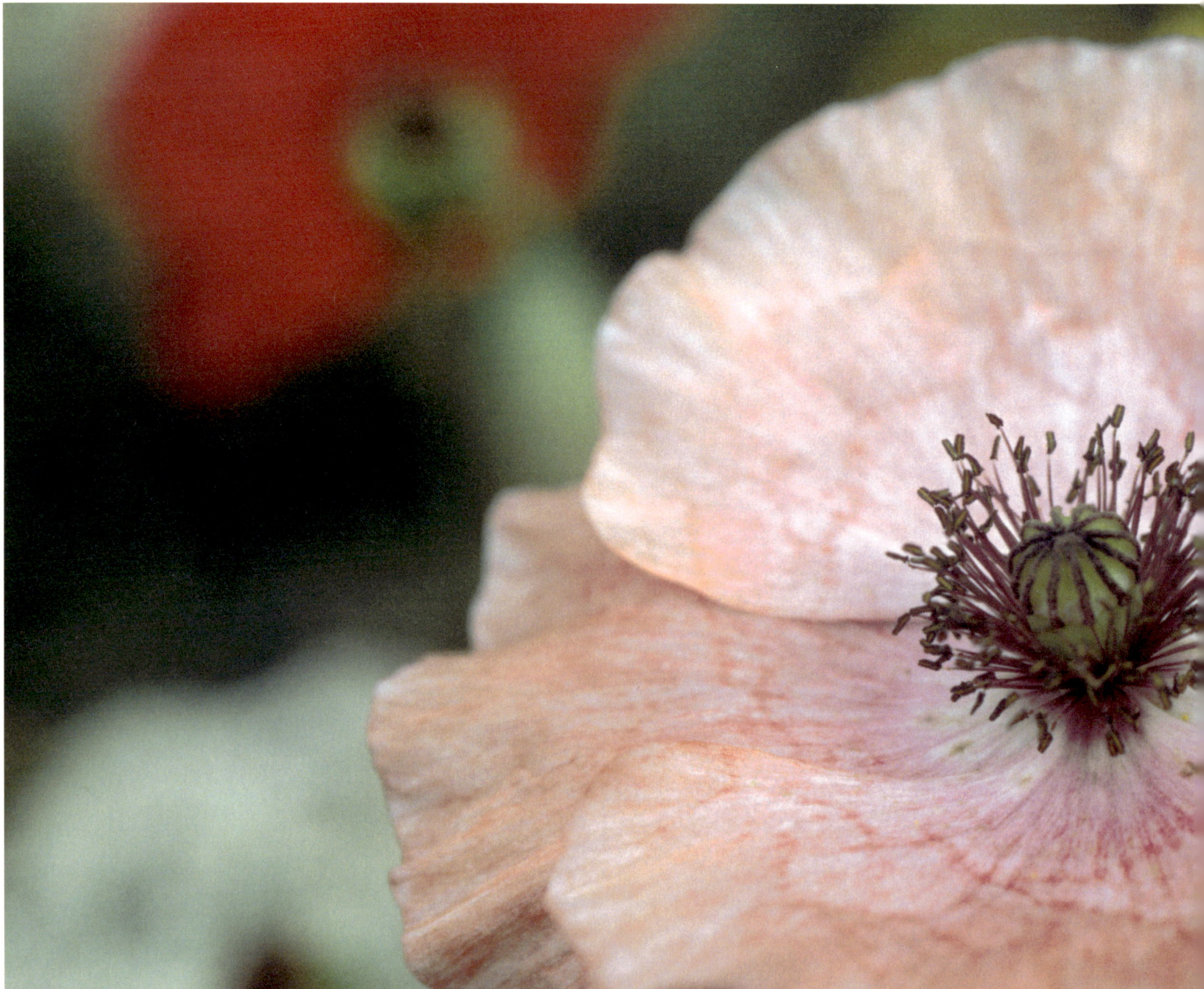

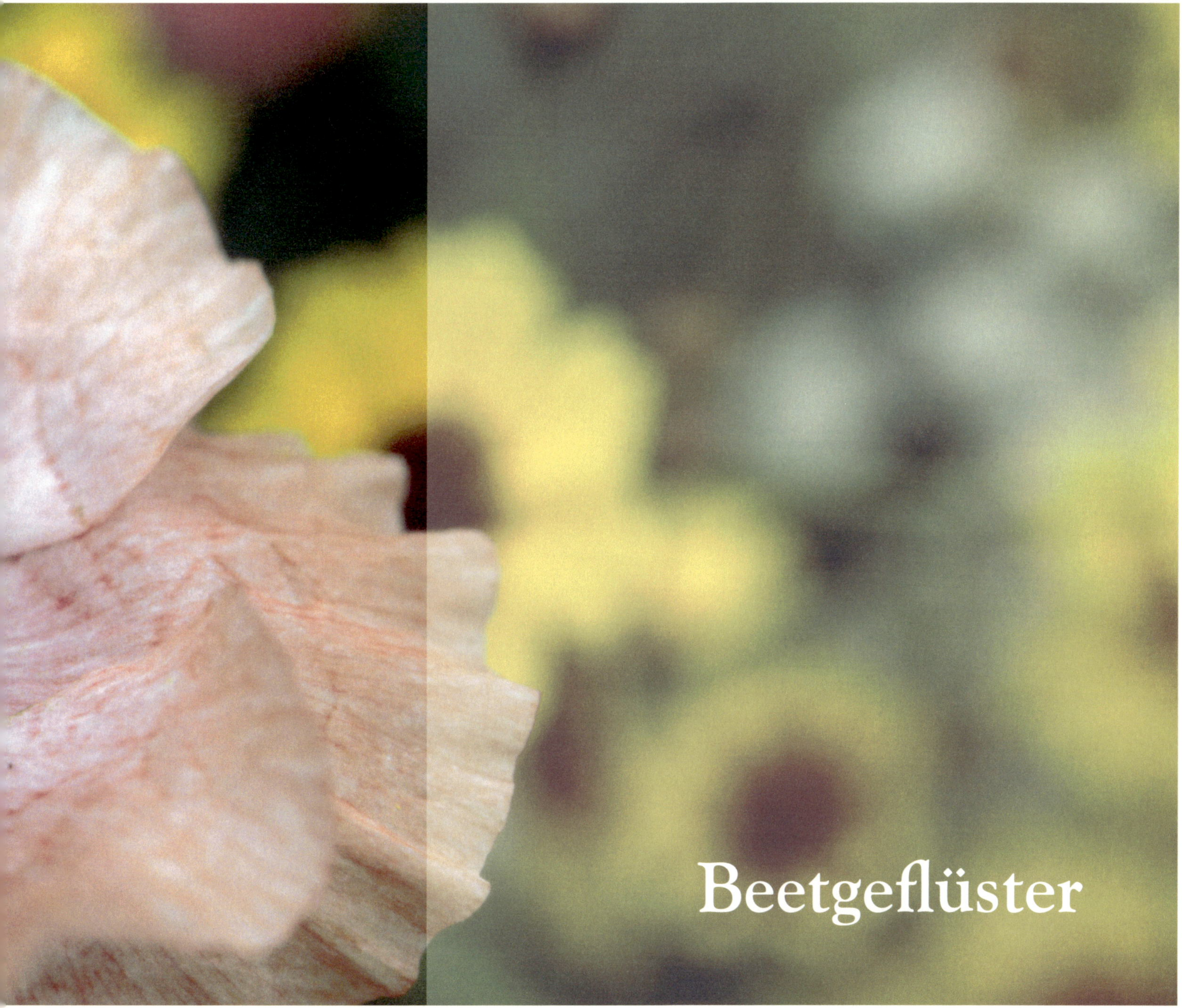

Beetgeflüster

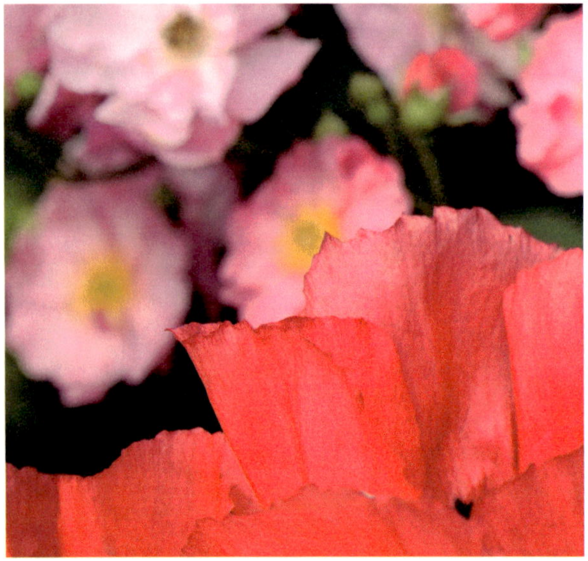

Beetgeflüster: Wer mit wem?

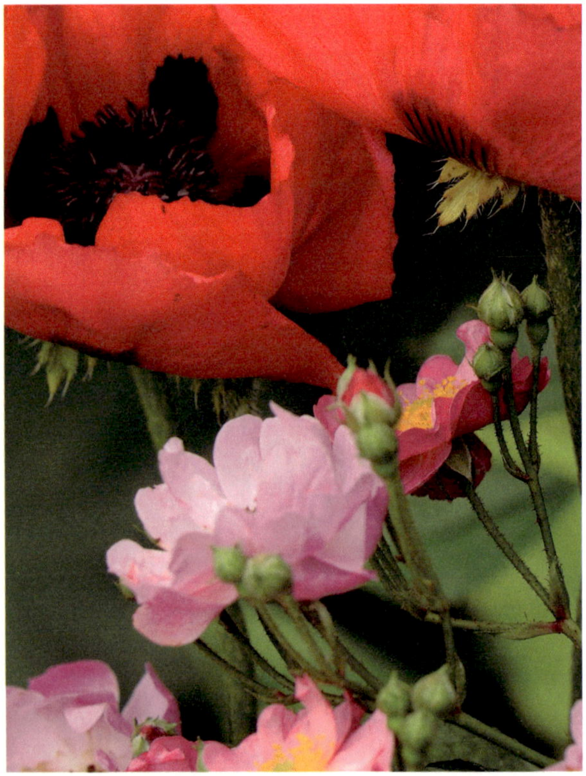

»Die Blumen pflücke ich«, fuhr sie nach einem Weilchen fort, »wenn sie bei Gelegenheit an dem Wege stehen. Hier herum ist meistens der Mohn, der aber wenig zu Sträußen passt, weil er gerne die Blätter fallen lässt, dann sind die Kornblumen, die Wegnelken, die Glocken und andere. Oft pflücke ich auch keine Blumen, wenn sie noch so reichlich vor mir stehen.«

Adalbert Stifter,
Der Nachsommer

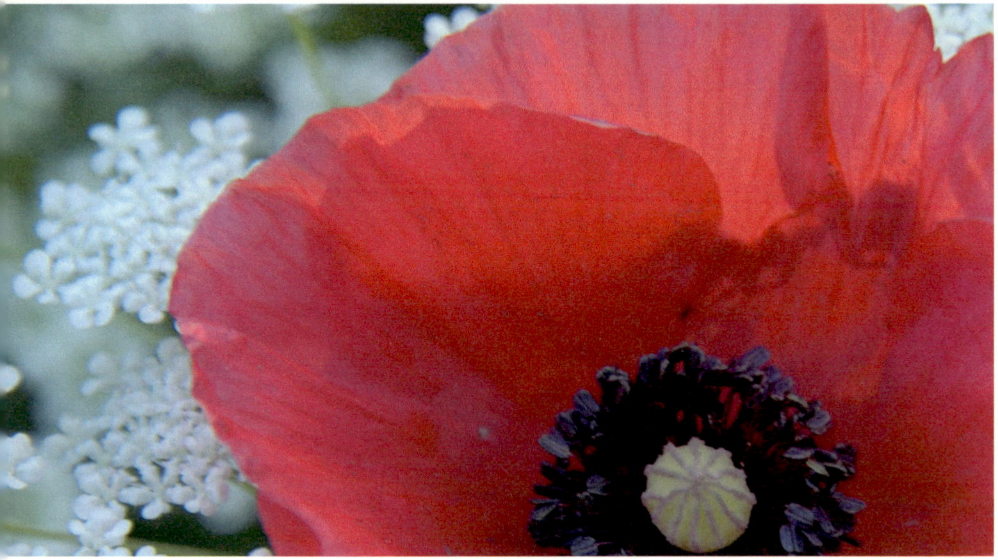

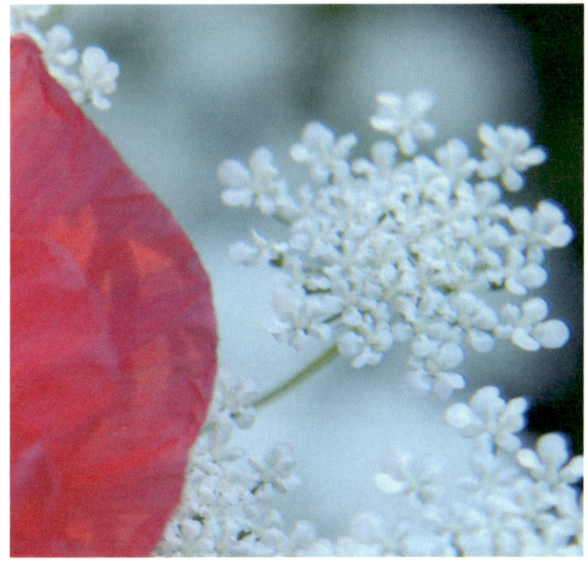

Staudenpflanzen wie der Mohn zeichnen sich durch ihre Schönheit und Vielfalt aus. Mit einer durchdachten Gestaltung lassen sich atmosphärische Arrangements finden. Dabei sind der Phantasie und Experimentierfreudigkeit keine Grenzen gesetzt. Für das Blumenbeet sind vor allem die verschiedenen und zahlreichen Staudenmohne der Arten *papaver orientale* oder *papaver nudicaule*, die in zahlreichen Farbausprägungen einen wahren Blickfang inmitten von Ziergräsern oder in Kombination mit anderen leuchtenden Blüten, wie dem strahlendblauen Rittersporn, Salbei oder bunten Lupinen darstellen. Der Phantasie sind dabei kaum Grenzen gesetzt. Auch als Schnittblumen eignen sich diese durch Züchtung haltbarer gemachten Mohnsorten. Dazu ist es aber notwendig, die Blumen bereits in einem frühen Stadium zu schneiden, in dem die Knospe noch nicht geöffnet und nur im Ansatz Farbe zu sehen ist.

Allen Mohnarten ist gemein, dass sie sehr viel Sonne benötigen, und in den meisten Fällen einen feuchten, aber nicht zu nassen Boden. Hier ist es wichtig, sich über die speziellen Bedürfnisse jeder Art zu informieren.

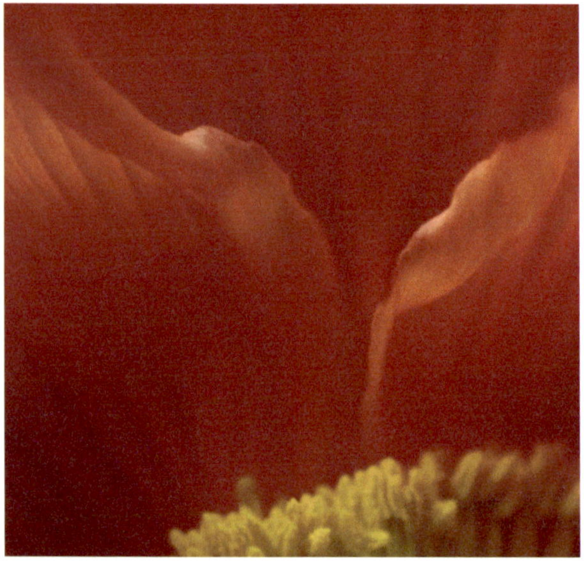

Die Farbenlehre der Pflanzen

Fast jede Blumenfarbe hat eine Bedeutung:

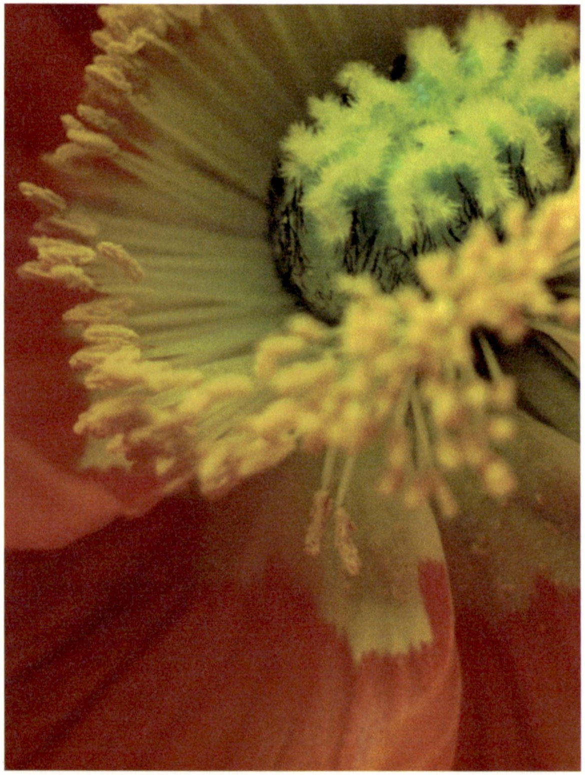

Der leidenschaftliche rote Mohn (Beauty of Livermere, *papaver orientale* »Avebury Crimson« , *papaver orientale* »Harlekin«) mit Scharlachsalbei, Primelhybriden, Strohblume, Goldlack, Veilchen, Elfenspiegel, Löwenmäulchen, Stiefmütterchen.

Das feurige Rot ist die Farbe der Liebe. Je dunkler das Rot, desto größer sind Zuneigung und Leidenschaft. Gleichzeitig steht Rot auch für Entschlossenheit und Tatkraft.

Der dramatische orange Mohn *papaver orientale* »Pinnacle«, *papaver orientale* »Tutu« mit Ringelblume, Studentenblume, Stiefmütterchen, Löwenmäulchen, Strohblume, Veilchen.

Die Farbe Orange steckt voller Energie. Sie steht für Wärme und Ausdauer, im übertragenen Sinne auch für Optimismus und Lebenslust. Auch schenken Blumen in Orange Optimismus.

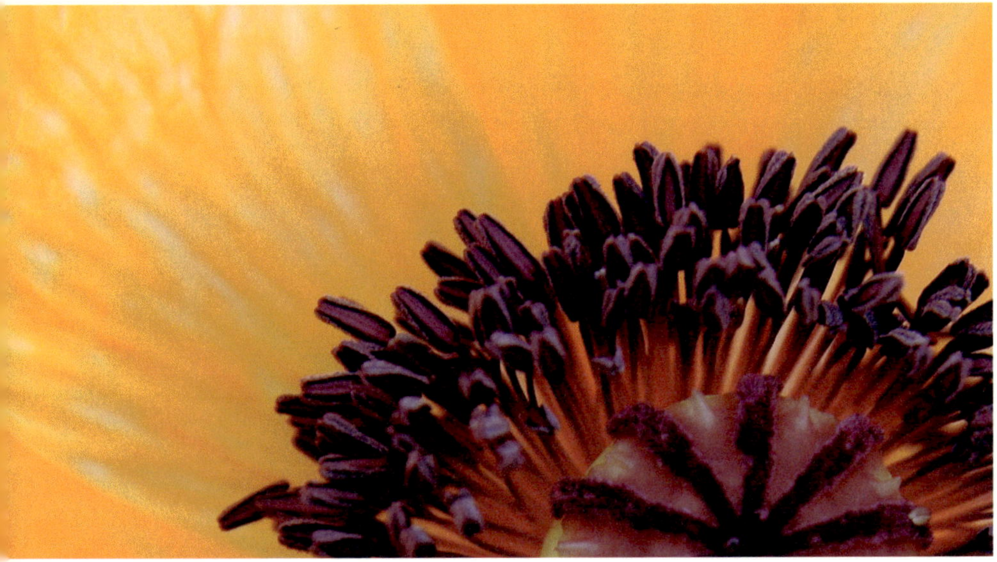

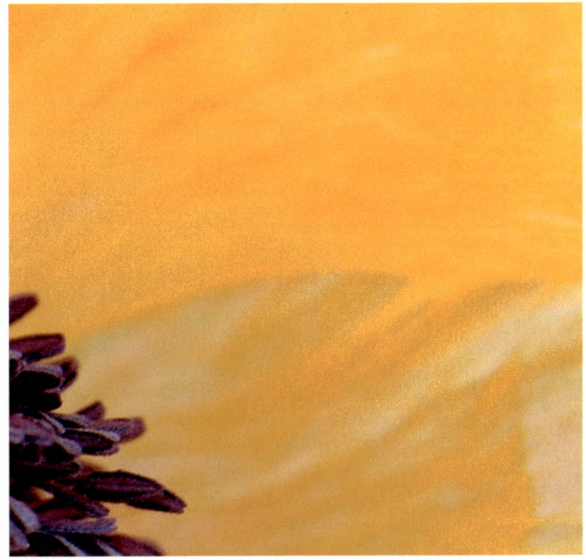

Der fröhliche gelbe Mohn (*papaver miyabeanum* »Pacino« Zwergmohn) mit Ringelblume, Leinkraut, Stiefmütterchen, Primelhybriden, Löwenmäulchen, Pantoffelblume, Strohblume, Veilchen, Goldlack. Leuchtend gelber Mohn zeigt Lebensfreude und Sorglosigkeit.
Er symbolisiert mit der Farbe der Sonne Energie und Wärme. Deshalb werden gelbe Blumen gerne zur Genesung überbracht. Besonders helle Gelbtöne stehen für Weisheit und Erkenntnis.

Der romantische rosa Mohn (*papaver orientale* »Carneum«, *papaver orientale* »Karine«, *papaver orientale* »Petticoat« Orientalischer Garten-Mohn) Blütezeit: Mai bis Juni. Blütenfarbe: rosa, Höhe max.: 70 cm mit Löwenmäulchen, Primelhybriden, Lobelie, Duftsteinrich, Cinerarie, Marien-Glocken-Blume, Stiefmütterchen.
Ein zartes Rosa deutet sanfte Gefühle an, die sich im Laufe der Zeit weiter entwickeln können.

Der geheimnisvolle violette Mohn (*papaver orientale* »Patty's Plum«) mit Duftsteinrich, Cinerarie, Lobelie, Jungfer-im-Grünen, Stiefmütterchen, Primelhybriden, Levkoje. Violett zeigt Individualität an und signalisiert Würde. Die Farbe Violett deutet manchmal auch mystische oder spirituelle Beziehungen an.

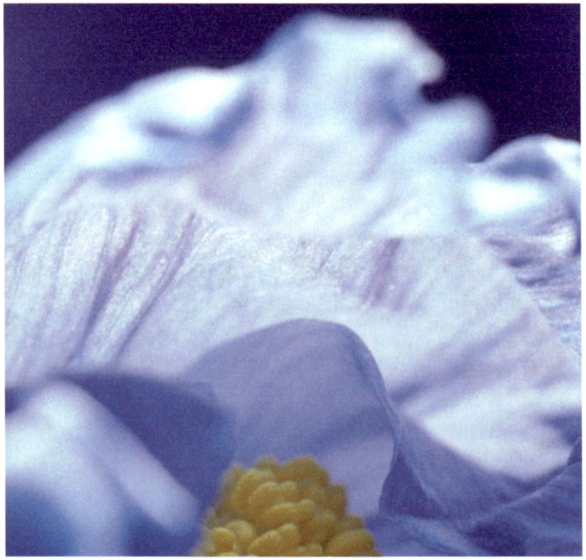

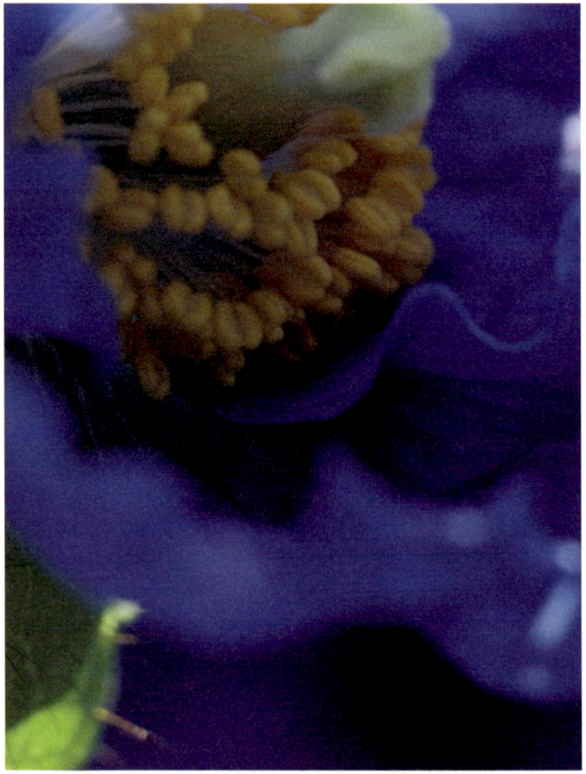

Der beruhigende blaue Mohn (Scheinmohn *meconopsis betonicifolia*) mit Cinerarie, Rittersporn, Vergissmeinnicht, Lobelie, Jungfer-im-Grünen, Lupine, Elfenspiegel, Stiefmütterchen, Strandflieder, Veilchen.
Sie symbolisieren geheimnisvolle Romantik und versprechen dabei Treue und Beständigkeit. Als Farbe des Wassers steht Blau ebenso für Tiefe und Erholung. Helle Blautöne bringen Frische und signalisieren Freiheit.

Der friedliche weiße Mohn (*papaver orientale* »Flamenco«, *papaver orientale* »Picotee«) mit Mohn, Schleifenblume, Cinerarie, Schleierkraut, Lobelie, Elfenspiegel, Stiefmütterchen, Primel, Löwenmäulchen, Levkoje, Veilchen.
Weiße Blüten bedeuten Ehrlichkeit und Unschuld. Sie sind elegant und lassen sich sehr gut mit anderen Farben kombinieren. Besonders ältere Personen bringen weiße Blumen aber auch oft mit dem Tod in Verbindung, denn lange Zeit galten sie als typische Friedhofsblumen.

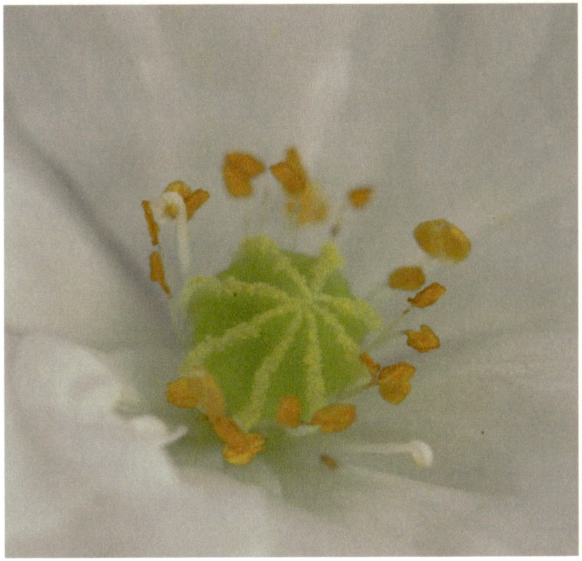

Im Beet passen auch grüne Gräser. Grün zeigt vor allem Natürlichkeit und Kraft, steht außerdem für Hoffnung, aber auch für Lebendigkeit und Neuanfang.
Laub wiederum verleiht dem Beet eine besondere Attraktivität und Fülle.
Um ein Beet harmonisch und in einer einmaligen Schönheit zu gestalten, sind viele Überlegungen erforderlich. Die oben genannten Kombinationen, die nur eine kleine Auswahl an Möglichkeiten bieten, enthalten Blumen mit angepassten Anforderungen. D.h. im Einzelnen: Dasselbe Bedürfnis nach einer bestimmten Lichtmenge, identische bzw. sich ergänzende Blütezeit, dieselben Bedürfnisse an Bodeneigenschaften und Bewässerung. Zu beachten ist auch, wie schnell und wie hoch die Pflanzen wachsen, um einen Konkurrenzkampf um Licht und Platz zu vermeiden. Nur wenn hier auf die Erfüllung aller Komponenten geachtet wurde, ist eine optimale Entwicklung gesichert.
Sobald der Boden frostfrei ist, kann mit dem Pflanzen begonnen werden. Dabei ist eine »Vorbehandlung« des Bodens förderlich: Der Boden sollte auf ca. 25 cm gelockert werden, um Verdichtungen zu beseitigen. Eine Aufwertung des Bodens kann durch die Zumischung von Humus, Kompost oder Torf erfolgen.
Überdüngung vermeiden und auf keinen Fall im Spätsommer und Herbst düngen, da sich die Stauden auf den Winter einstellen müssen, damit sie auch im nächsten Jahr mit wunderschöner Blüte begeistern können.

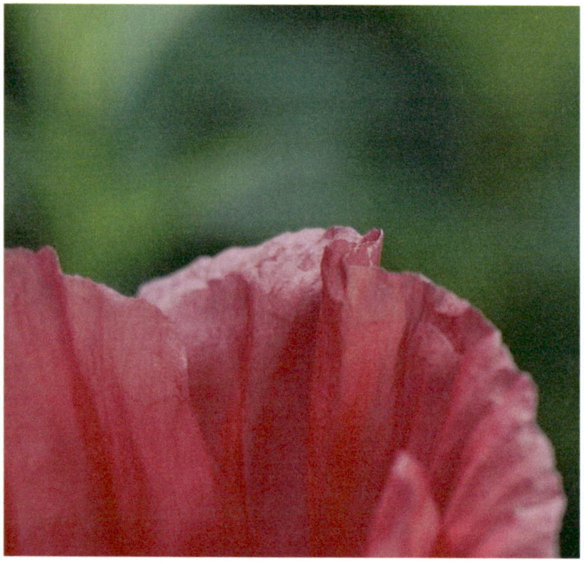

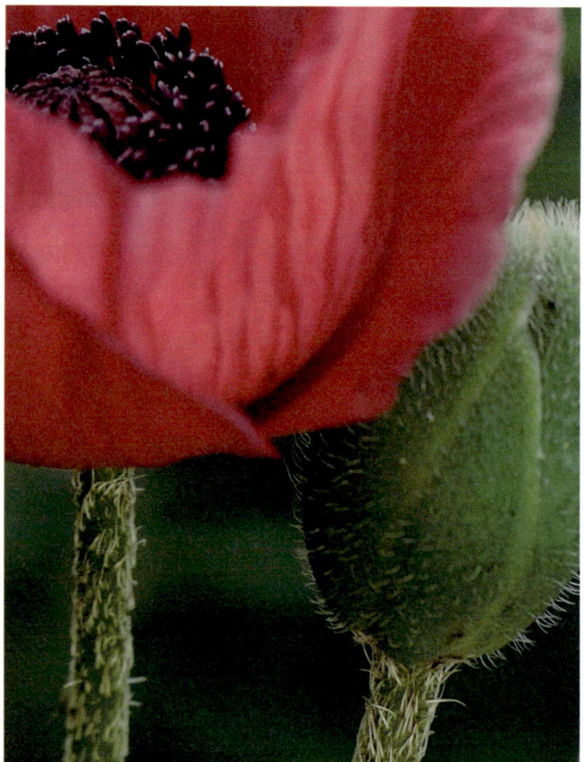

Ehe die Stauden eingepflanzt werden, sollten alle in Wasser gestellt werden, bis die Wurzeln vollgesogen sind. Nach dem Einpflanzen gut angießen. Außer bei großer Trockenheit, sollte lieber seltener und dafür intensiv statt täglich ein wenig gegossen werden.
Unkräuter sollten regelmäßig entfernt werden, sie stehen in Konkurrenz um die Nährstoffe, die die frisch eingepflanzten Stauden dringend benötigen. Abgeblühte Pflanzentriebe sollten herausgeschnitten werden, um ein neues Blühen zu ermöglichen.
Die Pflanzen schützen sich im Winter selbst vor Frost.

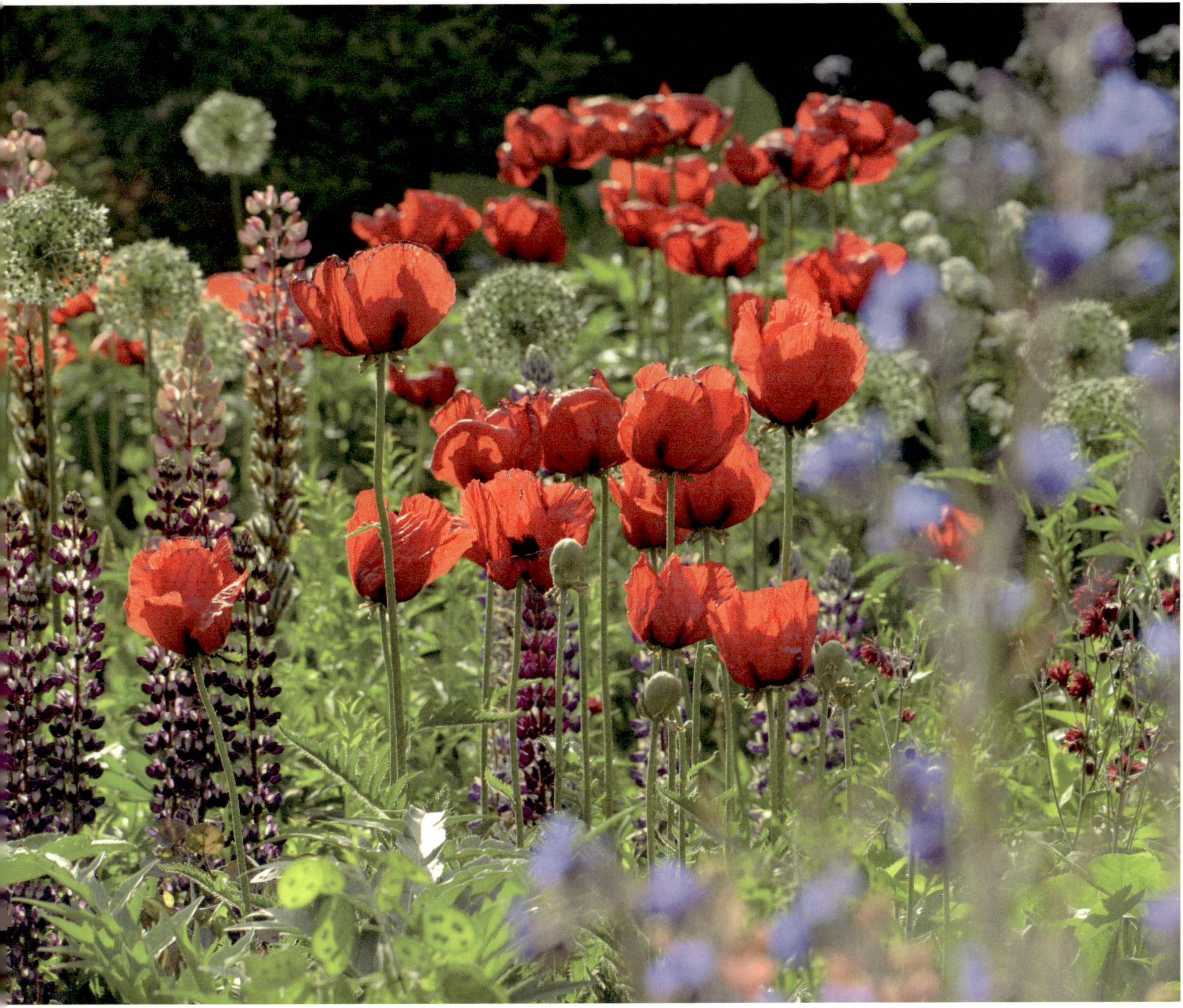

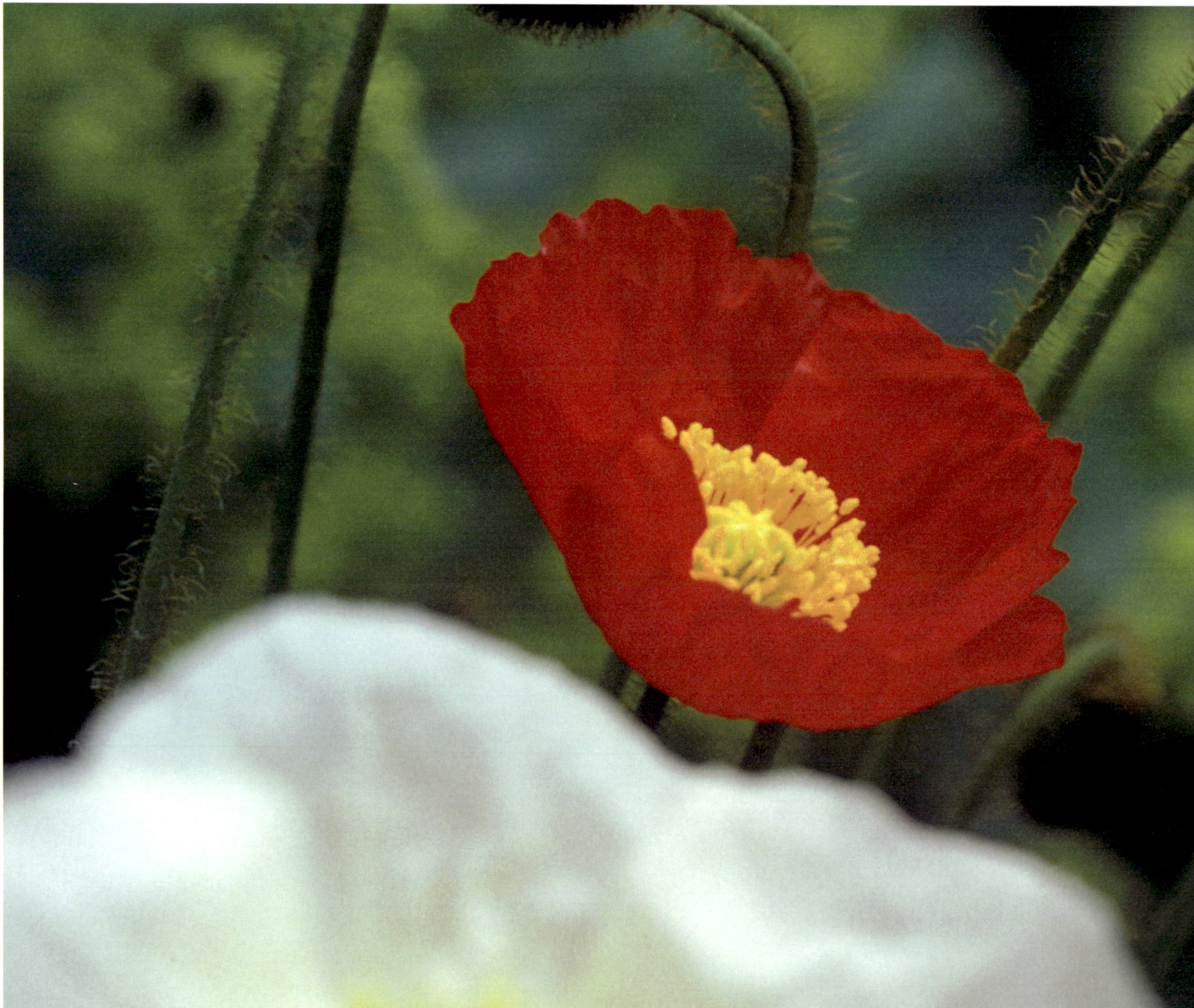

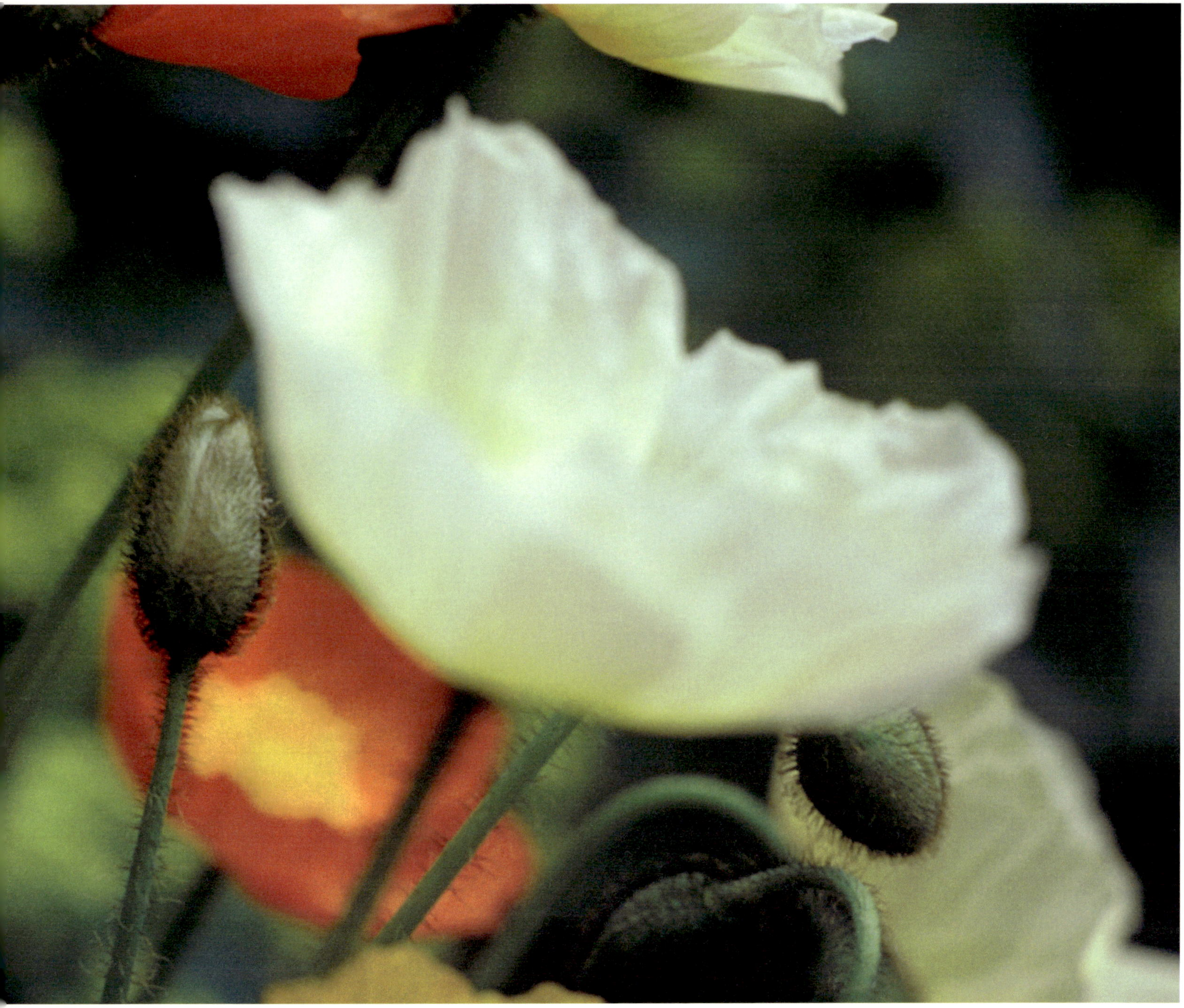

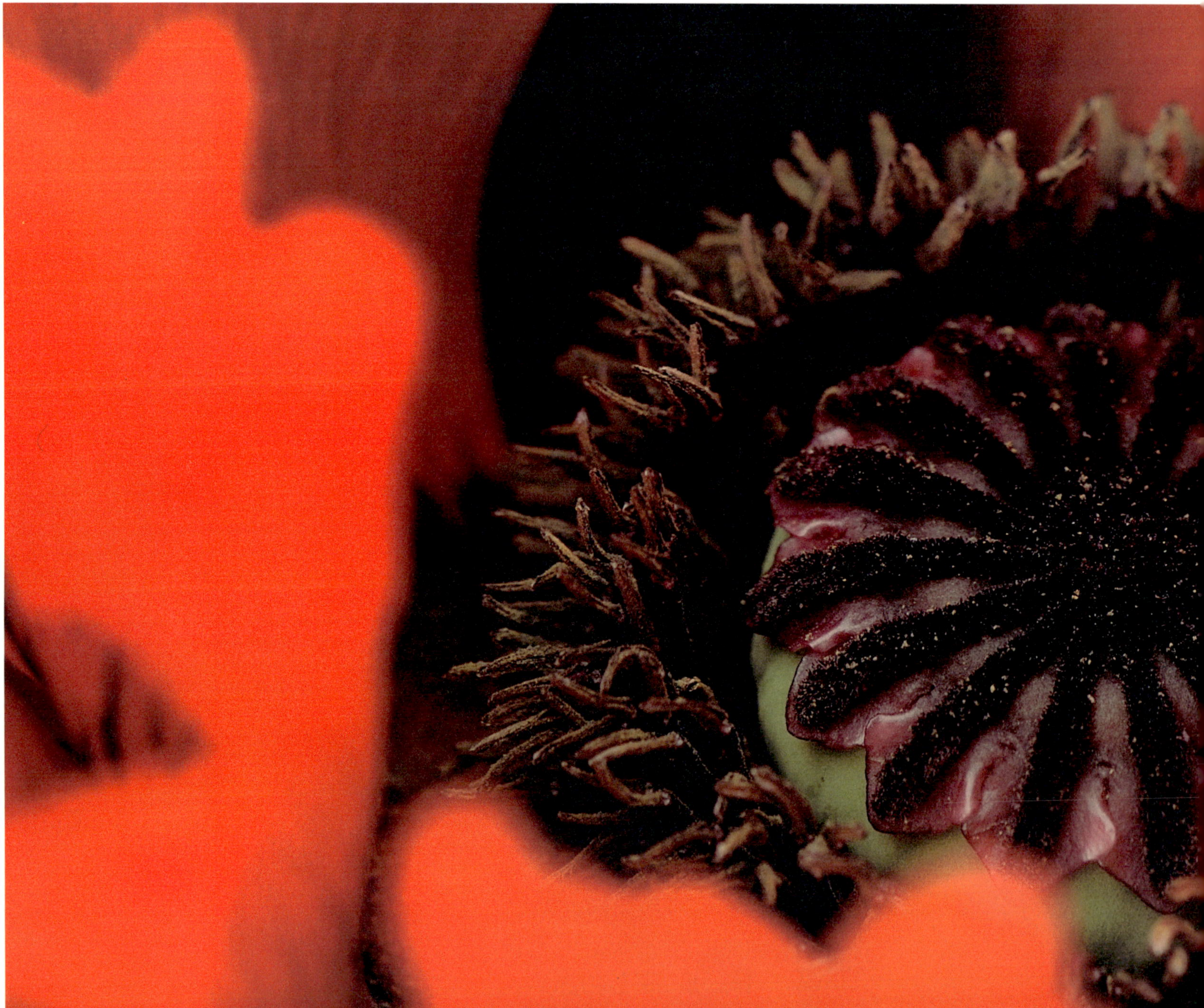

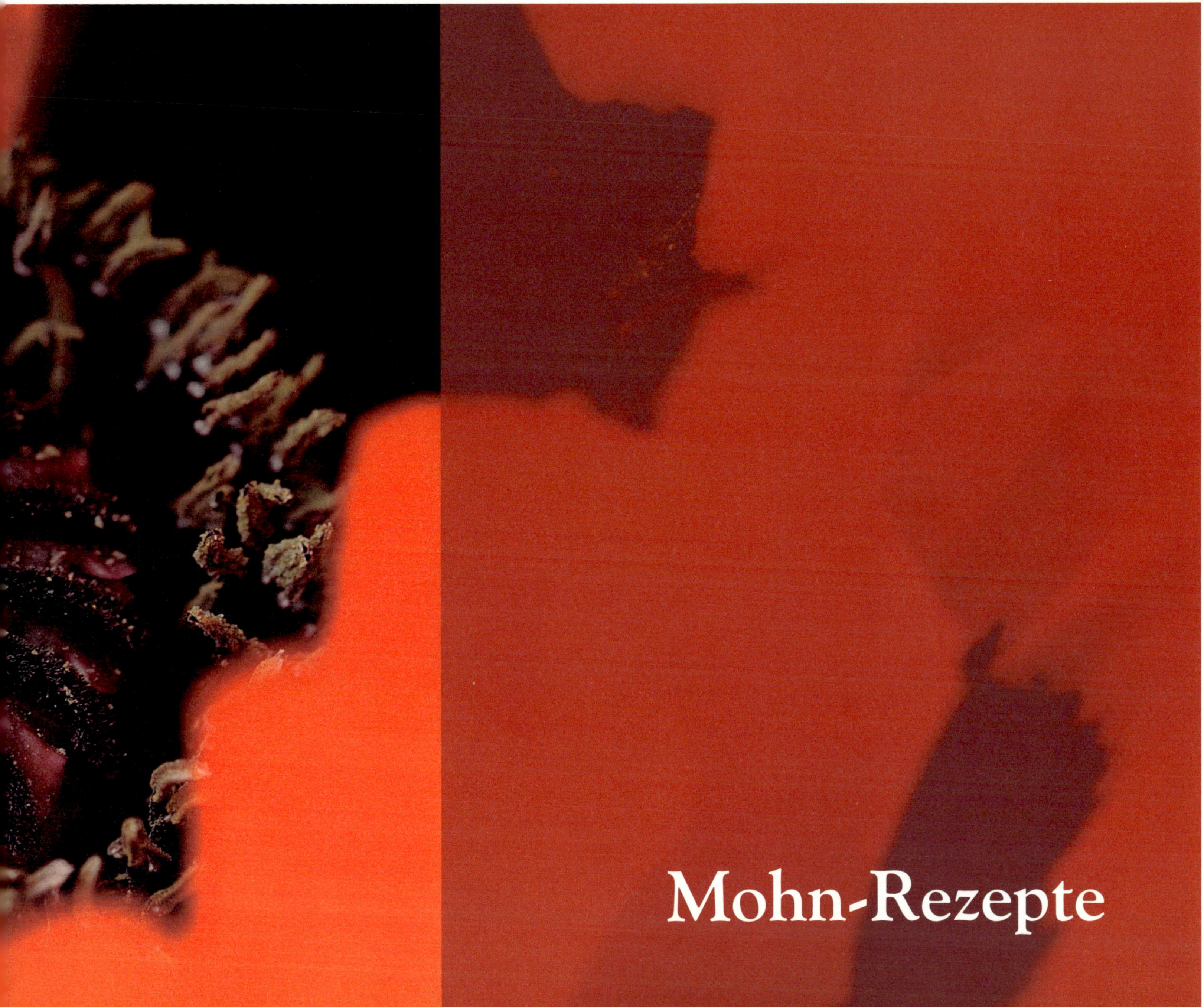

Mohn-Rezepte

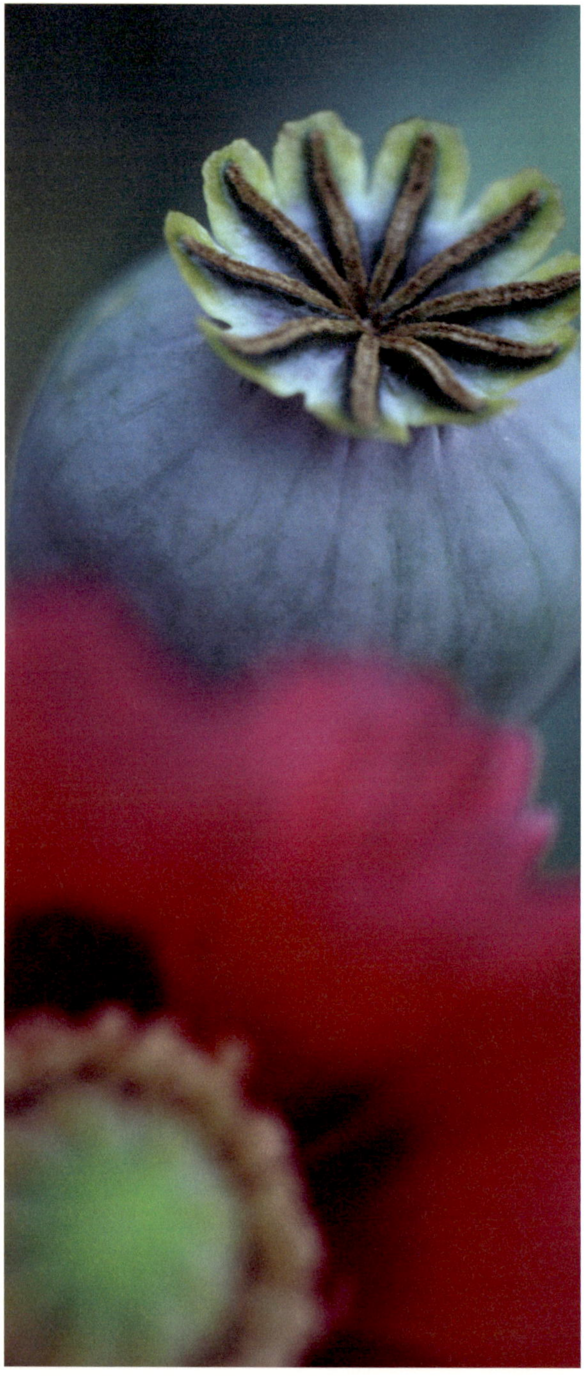

Der Schlafmohn war schon in den Küchen der Antike ein beliebtes Mittel zur Verfeinerung von Speisen. Bei den alten Griechen wurden die nahrhaften Samen geröstet und mit Honig gemischt oder auf Brot gestreut. So mancher langweilige Getreidebrei gewann erst durch den Mohn Geschmack. Mohnsamen enthalten neben wichtigen Bestandteilen wie Vitaminen und Mineralstoffen auch Fett – vor allem jene ungesättigten Fettsäuren, die der menschliche Körper nicht selbst bilden kann.

Besonders in den heute noch bekannten Anbaugebieten in Österreich, Ungarn, Polen, der Türkei oder Australien ist der Mohn in der Küche gern gesehen. Der Samen, der bei uns als Backmohn importiert wird, ist der blaugraue, dessen angenehm nussiger Duft zum Genießen einlädt. Die folgenden Rezepte – jenseits der bekannten Mohnstrudel und Germknödel – möchten zum kreativen Experimentieren mit dieser außergewöhnlichen Zutat anregen.

Übrigens: Mohnsamen zählen zu den kalziumreichsten Lebensmitteln überhaupt.

Mohnnudeln

Zutaten:
für den Teig:
* 500 g mehligkochende Kartoffeln
* 50 g Butter
* 2 Eigelb
* 120 g Mehl
* 50 g Butter

zum Anrichten:
* 100 g gemahlener Mohn
* 50 g Zucker
* 50 g Puderzucker
* Salz
* Mehl zum Bestäuben

Zubereitung:
Die Kartoffeln in der Schale kochen, ausdampfen lassen, aber noch heiß pellen und sofort durch die Presse oder ein Sieb drücken. Auf einem Blech ausbreiten, auskühlen und trocknen. Mit einer Prise Salz würzen, die flüssige, mit Eigelb verquirlte Butter darüberträufeln und zwei Drittel des Mehls darüberstäuben. Rasch mit kühlen Händen einen Teig formen. So lange Mehl hinzufügen, bis nichts mehr klebt. Zwei gleich starke Rollen formen, walnussgroße Stücke abschneiden und leicht mit griffigem Mehl bestäuben. Die Stücke zwischen den Handflächen rubbeln und in reichlich siedendem Salzwasser etwa 8 Minuten ziehen lassen. Zum Servieren die Butter in einer großen Pfanne erhitzen, den Mohn, den Zucker und die Nudeln hinzufügen. Alles gut durchschütteln und schwenken, ganz zum Schluss mit Puderzucker bestäuben.

Tipp: Am besten portionsweise arbeiten!

Tipp: Dazu passt Kompott oder z.B. Pflaumensauce.

Was ist beim Kauf von Blaumohnsamen zu beachten? Ranzig gewordene Samen sind schwarz, unreife Samen braun: Sind zu viele davon zu sehen, lässt man die Packung lieber liegen. Luftdicht verpackte Samen halten sich bis zu einem Jahr, solange sie trocken, kühl und dunkel gelagert werden.

Pflaumensauce

Zutaten:
* 225 g Pflaumenmus
* 1 TL Rum
* ½ TL Zimt
* 200 g Pflaumen

Zubereitung:
Pflaumenmus mit Rum und Zimt verrühren. Pflaumen entsteinen, in kleine Würfel schneiden und unter das Pflaumenmus rühren.

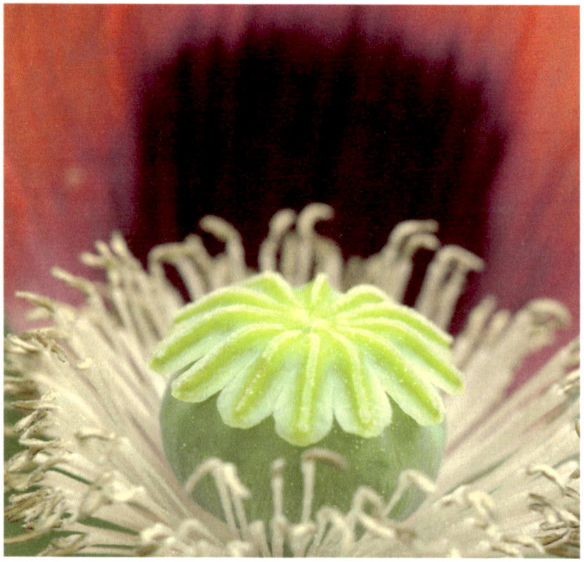

Ungarische Beigel

Zutaten:

* 500 g Mehl
* 250 g Butter
* 3 Eier
* 1 Eiweiß
* 1 Prise Salz
* ½ Würfel Hefe
* 500 ml Milch
* 250 g Puderzucker
* 100 g Rosinen
* Schale von ½ unbehandelten Zitrone
* 300 g gemahlener Mohn
* 50 g Grieß

Zubereitung:
Die Hefe in 200 ml lauwarmer Milch mit etwas Puderzucker auflösen. Die anderen Zutaten (Mehl, kalte Butter, 2 Eier, Salz) mit dem Milch-Hefe-Gemisch rasch verkneten. Ca. 2 Stunden gehen lassen.

Mohnfüllung:
gemahlenen Mohn mit Grieß vermischen und in 300 ml aufgekochte Milch geben. 200 g Puderzucker, Schale einer halben Zitrone und 100 g Rosinen (eventuell vorher in Rum eingelegt) zufügen. Umrühren und abkühlen lassen. Danach auf den Beigel-Teig streichen.

Den Teig in vier Teile teilen, zu Rechtecken (ca. ½ cm dick) ausrollen und mit der Füllung bestreichen. Längs zusammenrollen und auf ein

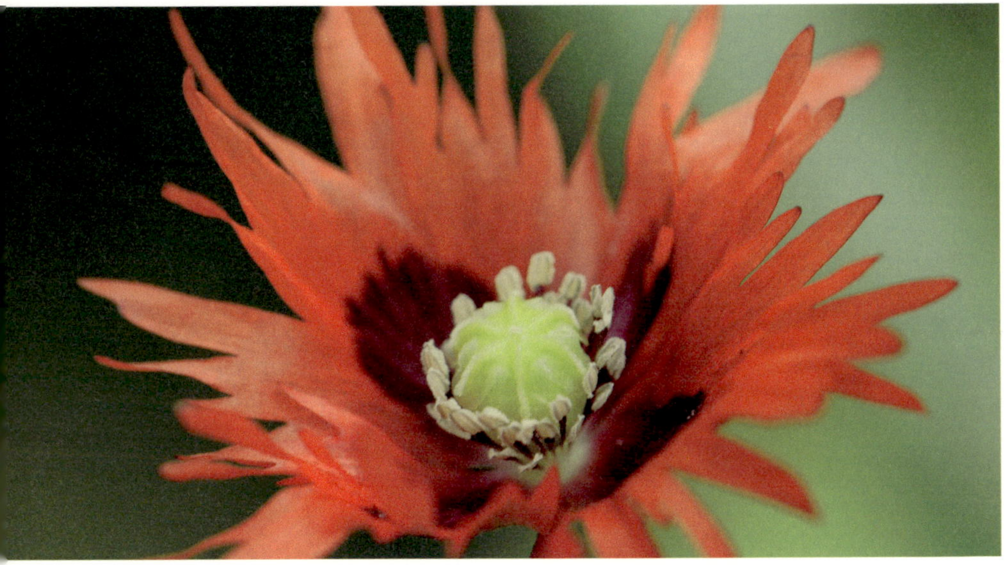

mit Backpapier ausgelegtes Backblech legen. Mit einem verquirlten Ei bestreichen und wieder eine Stunde gehen lassen.

Danach nochmals mit einem Eiweiß überpinseln und vorsichtig mit einer Gabel an der Seite der Beigel ein paar Mal einstechen, damit diese beim Backen nicht aufplatzen. Nochmals ca. ½ Stunde ruhen lassen. Jetzt bei ca. 200 Grad etwa 30 Minuten backen. Vor dem Servieren mit Puderzucker bestäuben.

In Ungarn ein typisches Weihnachtsgebäck.

Zubereitungszeit: ca. 1 ½ Stunden
Ruhezeit: ca. 3 Stunden

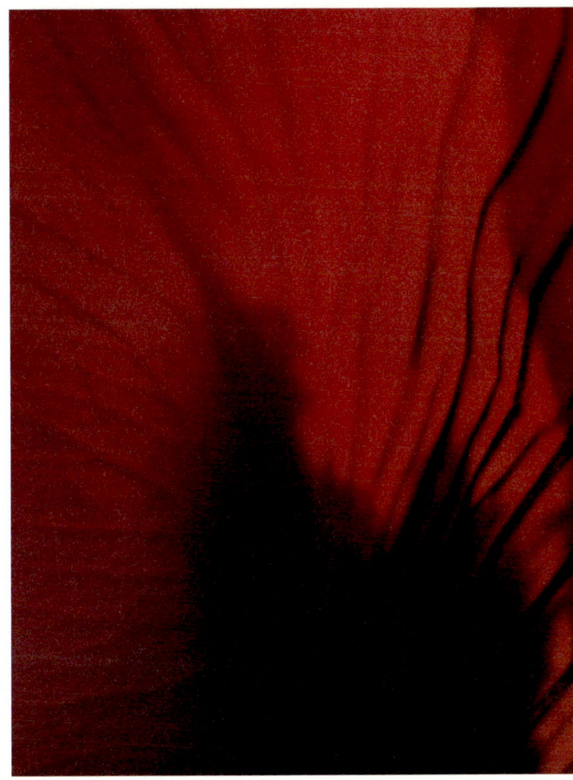

Käse-Mohn-Quiche

Zutaten:

* 250 g Weizenmehl & Mehl für die Arbeitsfläche
* 125 g Butter
* ca. 60 ml Karottensaft
* 2 EL Mohnsamen
* geriebene Muskatnuss
* 1 große Karotte
* 2 Stängel Petersilie
* 250 g Gouda
* 500 g Quark
* 100 g Sahne
* 3 Eier
* 4 EL Weizengrieß
* 2 EL Schnittlauch (gehackt)
* ½ TL Currypulver
* Cayennepfeffer
* Pfeffer
* Kräutersalz

Zubereitung:

Mehl in eine Schüssel sieben. Die kalte Butter in Flöckchen darübergeben. Mehl und Butter mit dem Möhrensaft, den Mohnsamen, 2 Prisen Muskat und Kräutersalz zu einem glatten Teig verkneten. Diesen zugedeckt 30 Minuten kühl stellen.

Backofen auf 200 Grad vorheizen. Für die Füllung die Karotte schälen, putzen und fein raspeln. Die Petersilie waschen, trocken schütteln, die Blätter abzupfen und fein wiegen. Den Gouda fein reiben.

Käse, Quark, Sahne und Eier in einer Schüssel verquirlen. Karottenraspel, Polentagrieß, Petersilie, Schnittlauch und Curry unterrühren. Mit 2 Prisen Cayennepfeffer, Pfeffer und Kräutersalz abschmecken.

Die Backform mit Backpapier auslegen. Den Teig auf wenig Mehl dünn ausrollen und in die Form legen, dabei einen ca. 3 cm hohen Rand formen. Die Quarkmasse auf den Teig geben und die Quiche im heißen Backofen (mittlere Schiene; Umluft 180 Grad) ca. 45 Minuten backen.

Orientalischer Reis

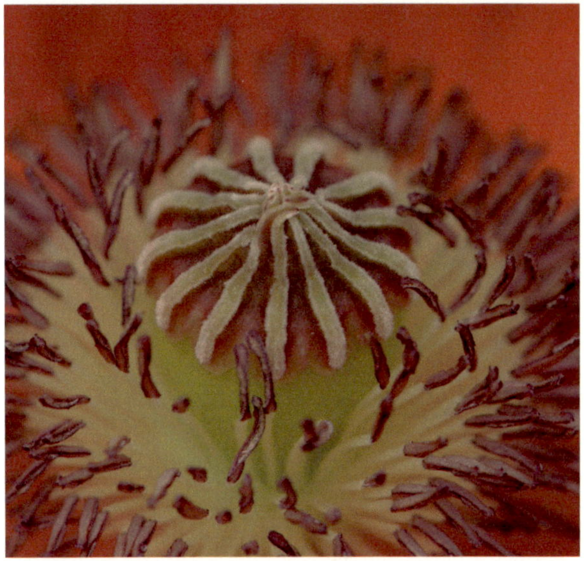

Zubereitung:
Reis im Sieb mit kaltem Wasser abbrausen, bis es klar abläuft. Gut abtropfen lassen. Die Zwiebel und den Knoblauch schälen und fein würfeln. Safran mit 1 EL Wasser verrühren.

Zwiebel, Knoblauch, Kerne, Mohn und die Korinthen im nicht zu weiten Topf im heißen Öl etwa 5 Minuten bei mittlerer Hitze unter Rühren anbraten. Den Reis kurz mitbraten und mit 2 Tassen Wasser (400 ml) aufgießen. Salzen, Zimt und Safran zugeben und zugedeckt bei kleiner Hitze 5 Minuten garen, bis das Wasser aufgesogen ist. Die Platte ausschalten, den Reis 10 Minuten quellen lassen.

Minze waschen, trockenschütteln und grob hacken. Granatapfel halbieren und die Kerne herauslösen. Zimt aus dem Reis nehmen, den Reis kegelförmig anrichten. Mit der Minze und den Granatapfelkernen bestreuen.

Zutaten:
* 2 Tassen Basmati-Reis (350 g)
* 1 Zwiebel
* 1 Knoblauchzehe
* 50 g Pinienkerne
* 50 g Pistazienkerne
* 1 TL Mohnsamen
* 1 Bund Minze
* Kerne von 1 Granatapfel
* 50 g Rosinen
* 2 EL Öl
* Salz
* 1 Briefchen Safran (0,1 g)
* 1 Stückchen Zimtstange zum Mitkochen

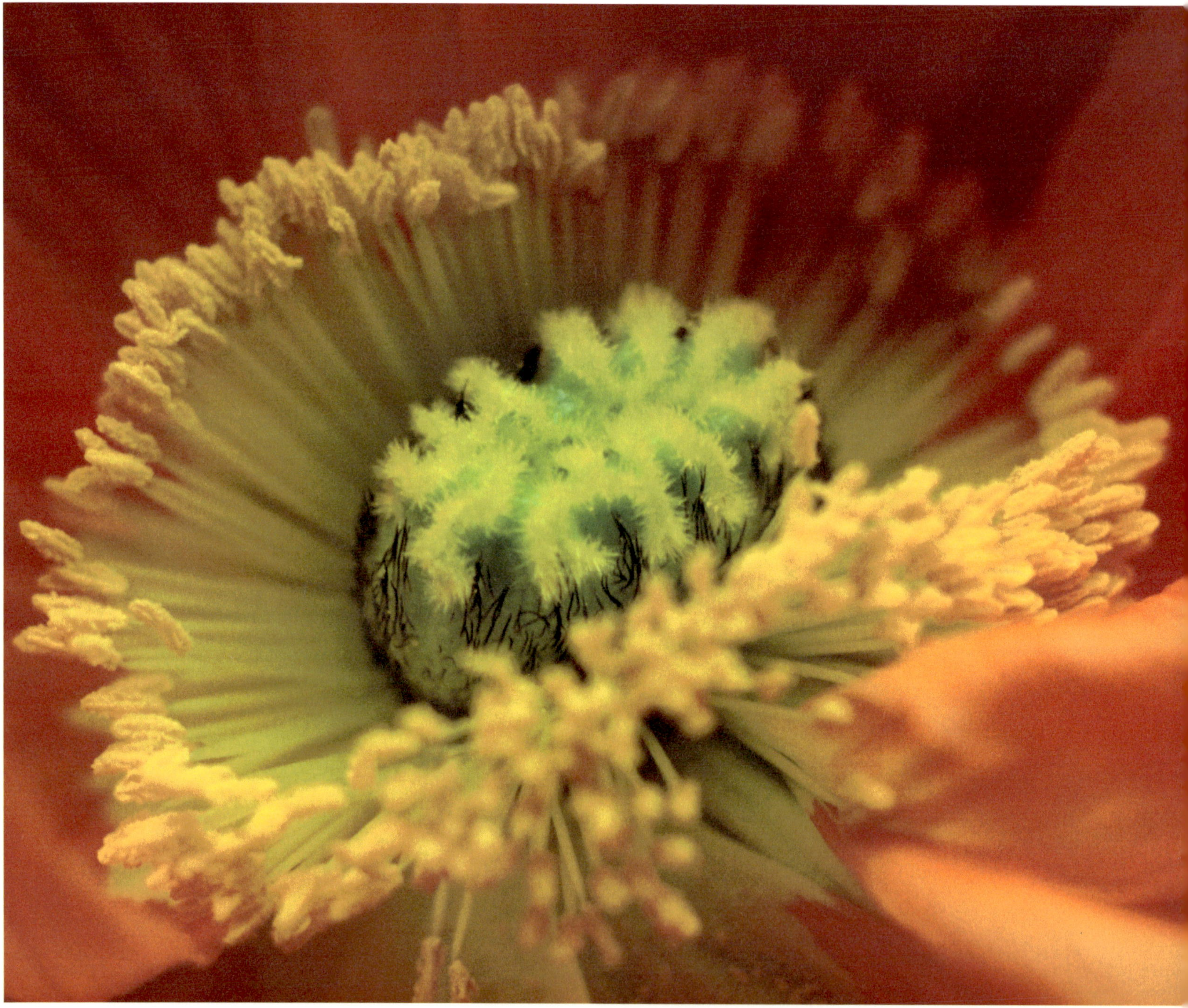

Herbstliche Suppe mit Mohn

Zutaten:

* 3 Kartoffeln
* 250 g Zwiebeln
* 1 EL Butterschmalz
* Salz
* 1 EL Mohn
* 1 ½ EL Curry
* 800 ml Hühnerbrühe
* 1 TL Sojasauce
* 200 ml saure Sahne
* 500g Äpfel

Zubereitung:

Zwiebeln und Kartoffeln schälen, würfeln und im Butterschmalz andünsten. Mohn und Curry hinzufügen, leicht salzen, mit Brühe ablöschen. Ca. 15 Minuten ziehen lassen. Inzwischen Äpfel schälen, entkernen, in dünne Spalten schneiden. Die Suppe pürieren, Sahne, Sojasauce und Äpfel hineingeben. Bei Bedarf noch einmal pürieren und mit Curry, Paprika, Kardamom, Pfeffer, Muskat und Knoblauch nachwürzen.

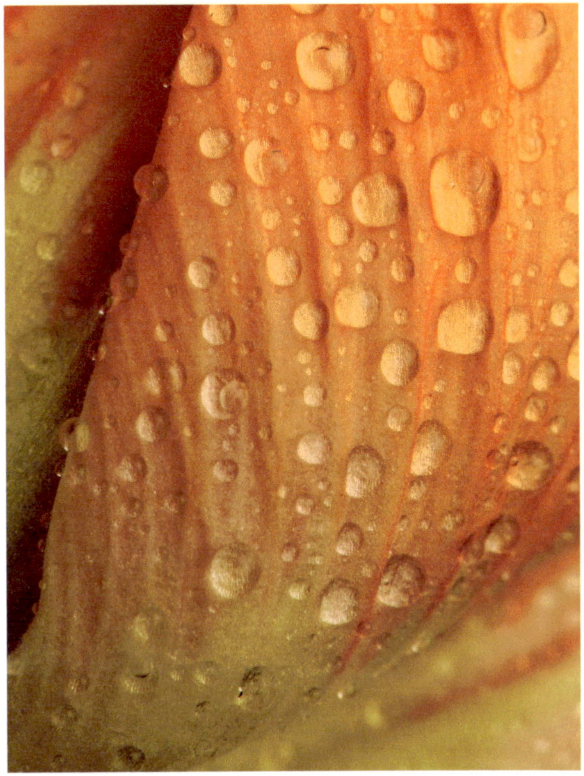

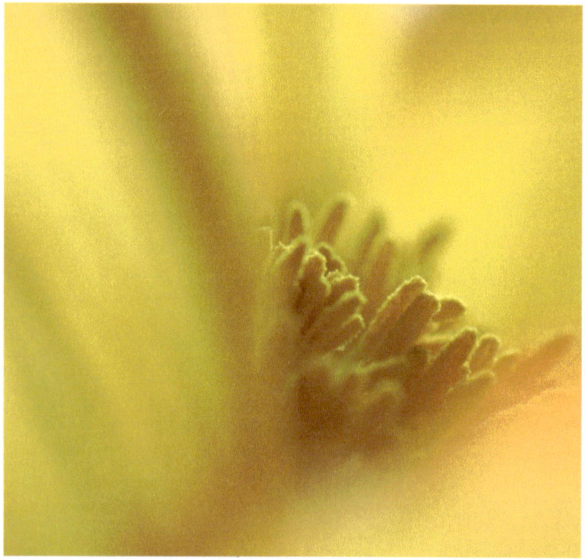

Farfalle mit Gemüse und Mohn

Zutaten:

* 500 g Nudeln (Farfalle)
* 1 rote Paprikaschote
* 250 g Weißkohl
* 1 kleine Zwiebel
* 2 EL Quark
* 2 EL saure Sahne
* 2 Knoblauchzehen
* 4 EL Butter
* 4 EL Mohnsamen
* ½ TL edelsüßes Paprikapulver
* 1 Prise Cayennepfeffer
* Salz

Zubereitung:

Paprikaschote und Kohl waschen, putzen und in Streifen schneiden. In Salzwasser 2-3 Minuten kochen (blanchieren), ins Sieb abgießen, abschrecken, abtropfen lassen. Zwiebel und Knoblauch schälen und fein hacken.

Nudeln bissfest kochen. Butter im Topf zerlaufen lassen, Mohn mit Zwiebeln und Knoblauch einrühren und 1-2 Minuten braten. Gemüse dazu und gut untermischen. Mit Salz und Paprikapulver würzen. Mit den gegarten Nudeln vermengen, auf Teller geben. Quark und Sahne verrühren, je 1 Klecks auf die Nudeln geben, vermischen.

Spinat-Quark-Klößchen in Mohnsahne

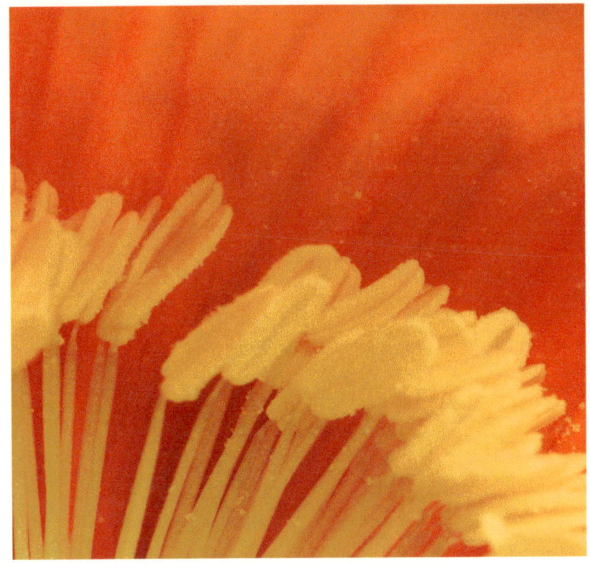

Zubereitung:

Den Spinat in eine beschichtete Pfanne geben und zugedeckt bei mittlerer Hitze 10 Minuten garen. Dann abkühlen lassen, in ein sauberes Geschirrtuch geben und die ausgetretene Flüssigkeit gründlich ausdrücken. Den Spinat sehr fein hacken. Zwiebeln und Knoblauch schälen und ebenfalls sehr fein würfeln.

Fett in einer beschichteten Pfanne erhitzen, Zwiebel- und Knoblauchwürfel darin glasig dünsten und abkühlen lassen. Spinat, Zwiebeln, Knoblauch, Quark, Mehl, Ei, Salz, Pfeffer und 1 Prise Muskatnuss in eine Schüssel geben und zu einem glatten Teig verrühren.

In einem großen Topf reichlich Wasser aufkochen, leicht salzen. Aus dem Spinatteig mit zwei Teelöffeln walnussgroße Nocken abstechen und portionsweise im siedenden Wasser in 3-4 Minuten gar ziehen lassen. Zum Abtropfen in ein Sieb geben.

Die Crème fraîche und die Milch in einer Pfanne erhitzen, mit Salz und Pfeffer würzen und den Mohn unterrühren. Die Spinat-Quark-Klößchen darin vorsichtig wenden und heiß werden lassen. Vor dem Servieren mit Parmesan bestreuen.

Zutaten:

* 400 g TK-Blattspinat, aufgetaut
* 2 Zwiebeln
* 1 Knoblauchzehe
* 20 g Butter oder Margarine
* 200 g Quark
* 4 EL Mehl
* 1 Ei
* Salz
* Pfeffer
* geriebene Muskatnuss
* 50 g Crème fraîche
* 100 ml Milch
* 1 EL Mohnsamen
* 2 EL frisch geriebener Parmesan

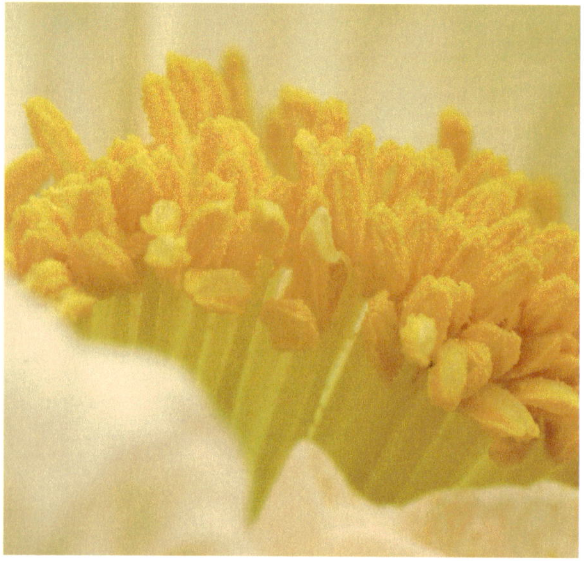

Kalbsmedaillons auf Mohnnudeln

Zutaten:

* 4 Kalbsmedaillons (je ca. 80 g)
* 2 EL Butterschmalz
* 2 junge Karotten
* 2 Frühlingszwiebeln
* 250 g Tagliatelle
* 1 EL Mohnsamen
* Zucker
* Salz
* Cayennepfeffer

Zubereitung:

Backofen samt ofenfester Form auf 80 Grad vorheizen. Das Fleisch mit Salz und wenig Cayennepfeffer würzen. 1 EL Butterschmalz in einer Pfanne erhitzen, die Medaillons von jeder Seite 1 Minute anbraten. In die Form setzen und 30 Minuten im Ofen (mittlere Schiene) garen.

Inzwischen die Karotten schälen und in Stifte schneiden. Die Frühlingszwiebeln putzen und waschen, weiße und grüne Teile getrennt in feine Ringe schneiden. Nudeln nach Packungsangabe kochen, in ein Sieb abgießen und abtropfen lassen.

Das übrige Butterschmalz in einer Pfanne erhitzen. Karotten und weiße Frühlingszwiebeln darin mit je 1 Prise Salz und Zucker 2 Minuten bei mittlerer Hitze braten. Den Mohn hinzufügen und 1 Minute mitbraten. Nudeln und Zwiebelgrün kurz untermischen und mit den Kalbsmedaillons auf vorgewärmten Tellern anrichten.

Kartoffel-Mohn-Curry

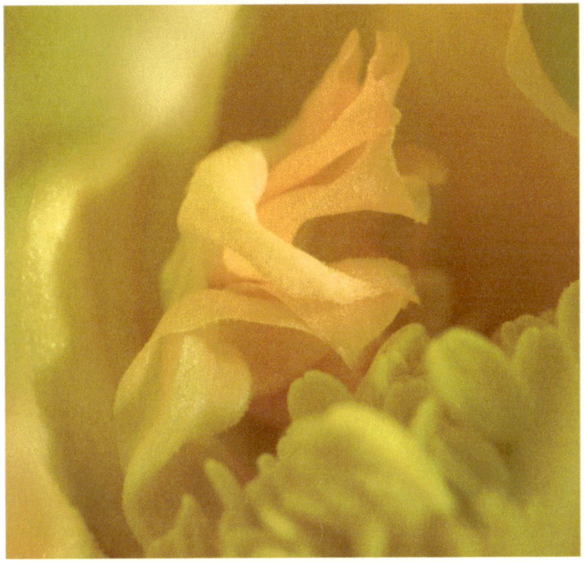

Zubereitung:
Kartoffeln, Zucchini und Tomaten waschen, putzen und klein würfeln. Zwiebel und Ingwer schälen und fein hacken.

Kartoffeln 10 Minuten in Öl braten. Zucchini, Zwiebeln und Ingwer 3 Minuten mitbraten, mit Curry, Chili, Salz und Pfeffer würzen. Tomaten, Brühe und Mohn zugeben, bei schwacher Hitze ca. 20 Minuten unter Rühren köcheln lassen.

Zutaten:
* 750 g fest kochende Kartoffeln
* 400 g Zucchini
* 300 g Tomaten
* 1 große Zwiebel
* 1 walnussgroßes Stück frischer Ingwer
* 4 EL Sesamöl
* 500 ml Gemüsebrühe
* 1 ½ EL Currypulver
* ½ TL Cayennepfeffer
* Salz
* schwarzer Pfeffer
* 4 EL gemahlener schwarzer Mohn

Mohn-Cocktail

Zutaten:

* 700 ml Ananassaft
* 2 TL Zitronensaft
* 2 TL Mohnsamen
* 2 Briefchen Safran (0,2 g)
* 100 ml Schlagsahne

Zubereitung:
Ananassaft, Zitronensaft, Mohnsamen und Safran kurz pürieren, zugedeckt für ca. 1 Stunde kühl stellen, abseihen. Die Sahne zugeben und den Drink mit dem Mixer schaumig schlagen; auf 8-10 Gläser verteilen.

Dekoidee: Die Glasränder zunächst in Zitronensaft und anschließend in Mohn tauchen, statt wie üblich in Zucker.

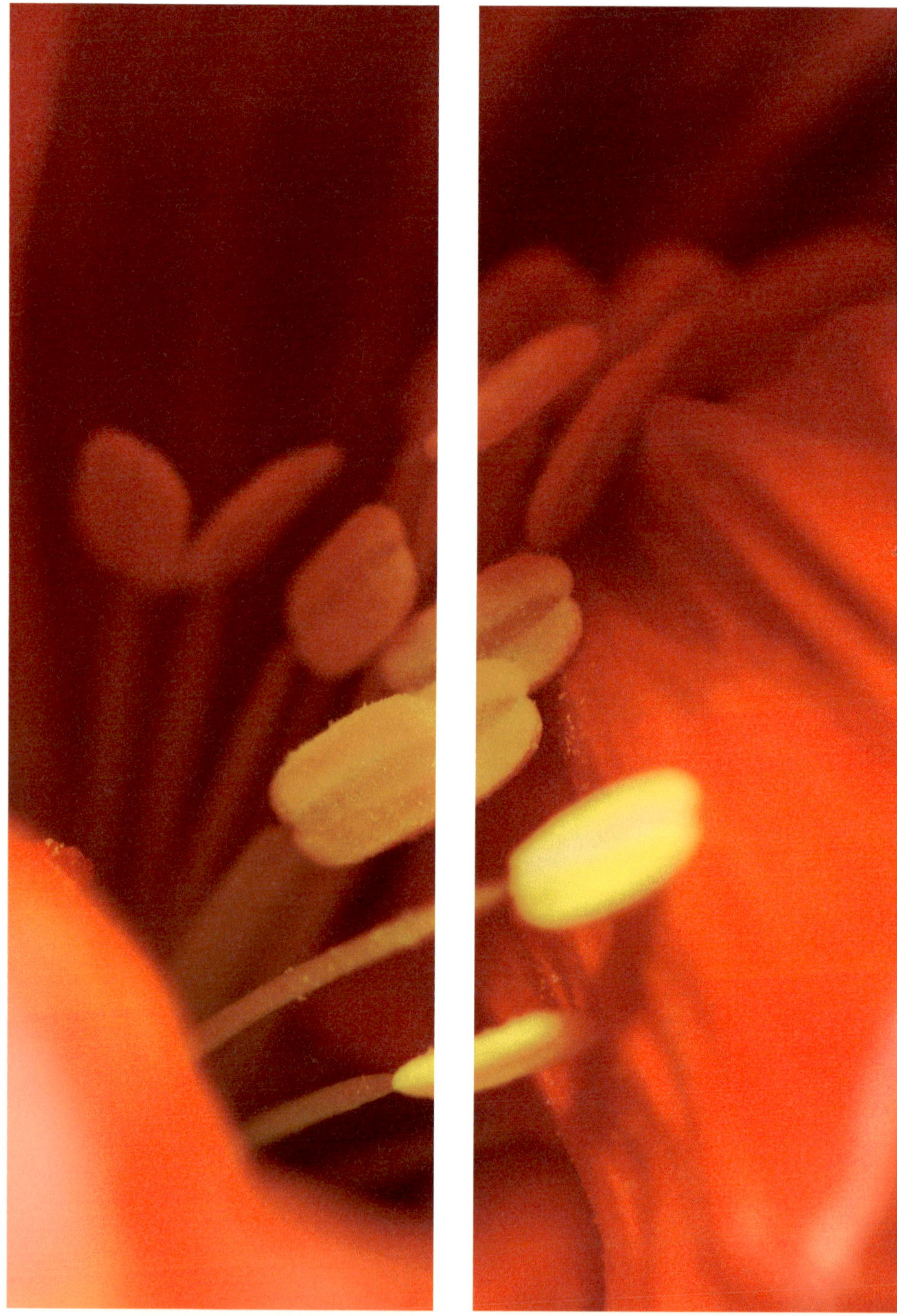

Milchshake mit Sharonfrucht, Banane und Mohn

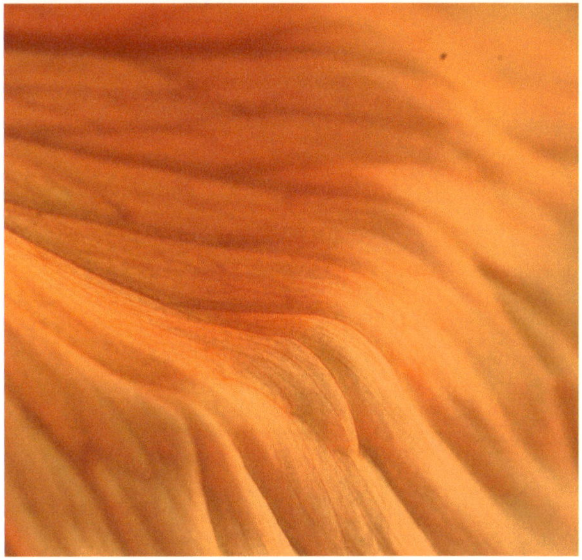

Zubereitung:
Die Buttermilch in ein hohes Gefäß geben.

Banane schälen und in grobe Stücke schneiden. Sharonfrucht schälen, evtl. Kerne entfernen und ebenfalls in grobe Stücke schneiden. Orangensaft und Banane zur Buttermilch geben.

Mit dem elektrischen Pürierstab schaumig mixen. Den Milchshake anschließend in Gläser füllen und diese portionsweise mit Mohn bestreuen. Mit Orangenscheibchen garnieren und servieren.

Zutaten:
- 400 ml kalte Buttermilch (alternativ: Sojamilch)
- 1 Banane
- 1 Sharonfrucht (200 g)
- frisch gepresster Saft von 1 Orange
- 1 TL Mohnsamen

Mohn-Waffeln

Zutaten:

* 400 g Kartoffeln
* 6 Eier
* 400 g weiche Butter
* 4 EL Zucker
* 200g gemahlener Mohn
* 300 g Mehl

Zubereitung:

Kartoffeln schälen, kochen und zerdrücken, das Püree abkühlen lassen. Die Eier trennen. Eigelb mit Butter, Zucker und Mohn zu einer cremigen Masse verrühren und mit Mehl und Kartoffeln vermengen. Das Eiweiß steif schlagen und unterheben. Den Teig ins vorgeheizte Waffeleisen geben und die Waffeln backen (ergibt ca. 15 Stück).

Weiße Schokoladen-Sauce mit Mohn

(zu Waffeln)

Zutaten:

* 2 Eigelb
* 150 ml Milch
* 100 g weiße Schokolade
* 70 g Sahne
* 1 Päckchen Vanillezucker
* 1-2 EL Zucker
* 2 TL Mohnsamen
* 1 EL Rum
* geriebene Schale einer unbehandelten Zitrone

Zubereitung:

Die Eigelbe mit 50 ml Milch verrühren. Die Schokolade grob hacken.

Die restliche Milch und die Sahne mit dem Vanillezucker und dem übrigen Zucker einmal aufkochen. Den Mohn hineingeben und die Schokolade darin schmelzen lassen.

Die Eiermischung unterrühren. Evtl. noch einmal unter Rühren vorsichtig erhitzen, bis eine leichte Bindung entsteht. Den Rum unterrühren, mit Zucker und geriebener Zitronenschale abschmecken und noch warm servieren.

Joghurt-Nocken mit Mohn

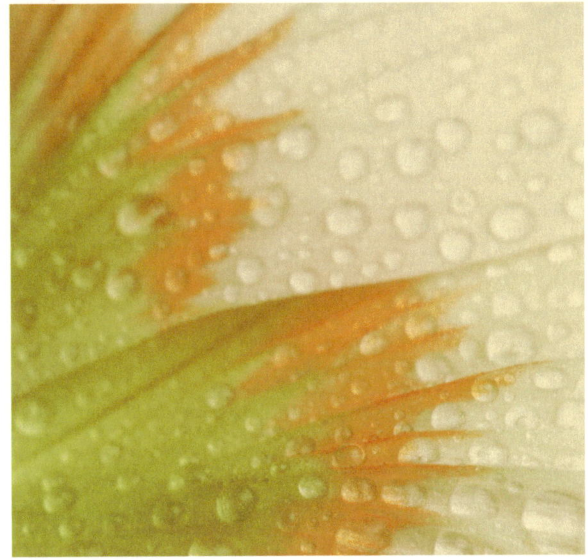

Zubereitung:
Schon am Vorabend die Vanilleschote längs aufschneiden und das Mark herauskratzen. Das Vanillemark mit Mohn und Zucker im Blitzhacker fein mahlen. Die Sahne cremig (nicht steif) aufschlagen. Den Joghurt in einer Schüssel mit der Mohnmischung verrühren und die cremige Sahne unterheben. Ein Sieb mit einem Küchentuch auslegen, die Joghurt-Sahne-Mischung hineinfüllen und mit den Ecken des Küchentuchs abdecken. Das Sieb in eine Schüssel hängen und über Nacht in den Kühlschrank stellen, damit die Molke abfließen kann und eine luftige Creme entsteht.

Zum Servieren die Früchte waschen, eventuell schälen, in mundgerechte Stücke schneiden und auf zwei Teller verteilen. Aus der Joghurt-Mousse mit zwei Esslöffeln Nocken formen und auf den Früchten anrichten. Die Mousse mit Minzeblättchen garnieren.

Zutaten:
* 1 Vanilleschote
* 2 EL Mohnsamen
* 2 EL Zucker
* 100 g Sahne
* 400 g Joghurt
* 250 g Aprikosen oder Pfirsiche
* einige Blättchen Minze

Zutaten:

* 275 g Mehl
* 150 g Zucker
* 2 TL Backpulver
* ½ TL Natron
* 125 g Butter
* 250 ml Buttermilch
* 2 Eier
* 125 g Mohnsamen
* 1 große Orange, unbehandelt
* 6 EL Orangenlikör
* Puderzucker

Orangen-Mohn-Muffins

Zubereitung:

Den Ofen auf 180 Grad Umluft oder 200 Grad Ober-/Unterhitze vorheizen. Ein Muffinblech mit Förmchen auslegen oder einfetten. Die unbehandelte Orange waschen und die Schale fein abreiben.

In einer großen Schüssel Mehl, Zucker, Backpulver, Natron und Orangenschale vermischen, danach die kalte Butter mit dem Mixer oder den Händen unterkneten, bis eine feinkrümelige Masse entsteht.

In einer zweiten Schüssel die Eier kurz aufschlagen, Buttermilch, Mohn und Orangenlikör hinzufügen und gut miteinander vermischen. Nun die Eiermischung auf die Mehlmischung geben und mit einem Löffel (am besten einem großen Holzlöffel) vermengen. Hierbei so wenig wie möglich rühren, so dass der Teig am Ende zwar feucht, aber nicht glatt ist.

Förmchen zu ⅔ füllen und im Ofen ca. 20 Minuten backen, bis sie oben leicht braun sind. Nach dem Backen kurz in der Form auskühlen lassen und kalt mit einer Glasur aus Orangenlikör und Puderzucker bestreichen.

Ergibt 1-2 Muffinbleche. Wer keinen Orangenlikör mag, kann diesen durch Orangensaft ersetzen.

Nussiges Mohn-Eis

Zutaten:

* 2 El gemahlener Mohn
* 2 EL gemahlene Haselnüsse
* 1 EL Puderzucker
* 1 TL Zimt
* 200 ml Orangensaft
* 1 EL Rum
* ¼ l Sahne

Zubereitung:

Alle Zutaten mit Ausnahme der Sahne mischen. Sahne steif schlagen und unterheben. Das Ganze in der Tiefkühltruhe (sofern keine Eismaschine vorhanden) gefrieren lassen.

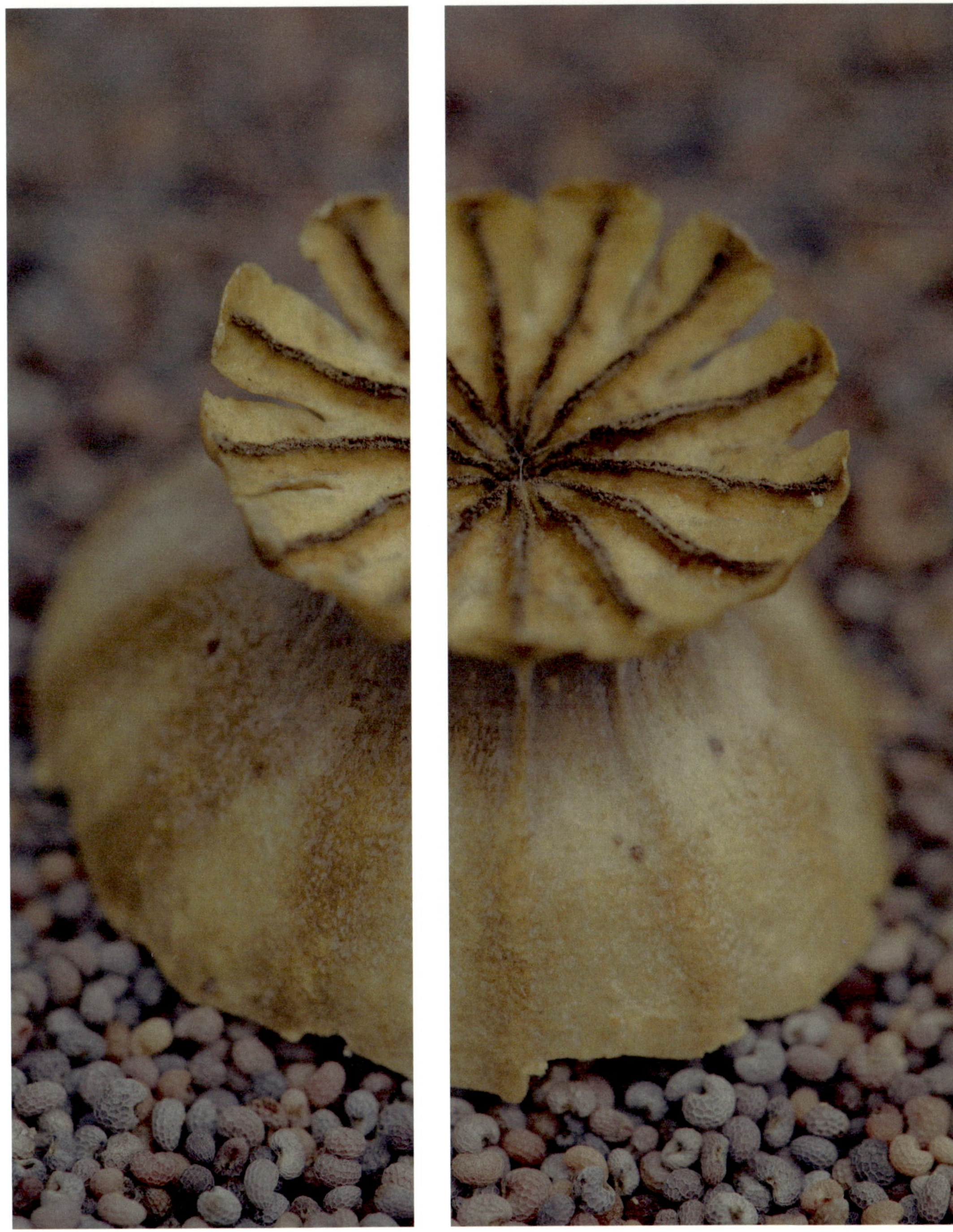

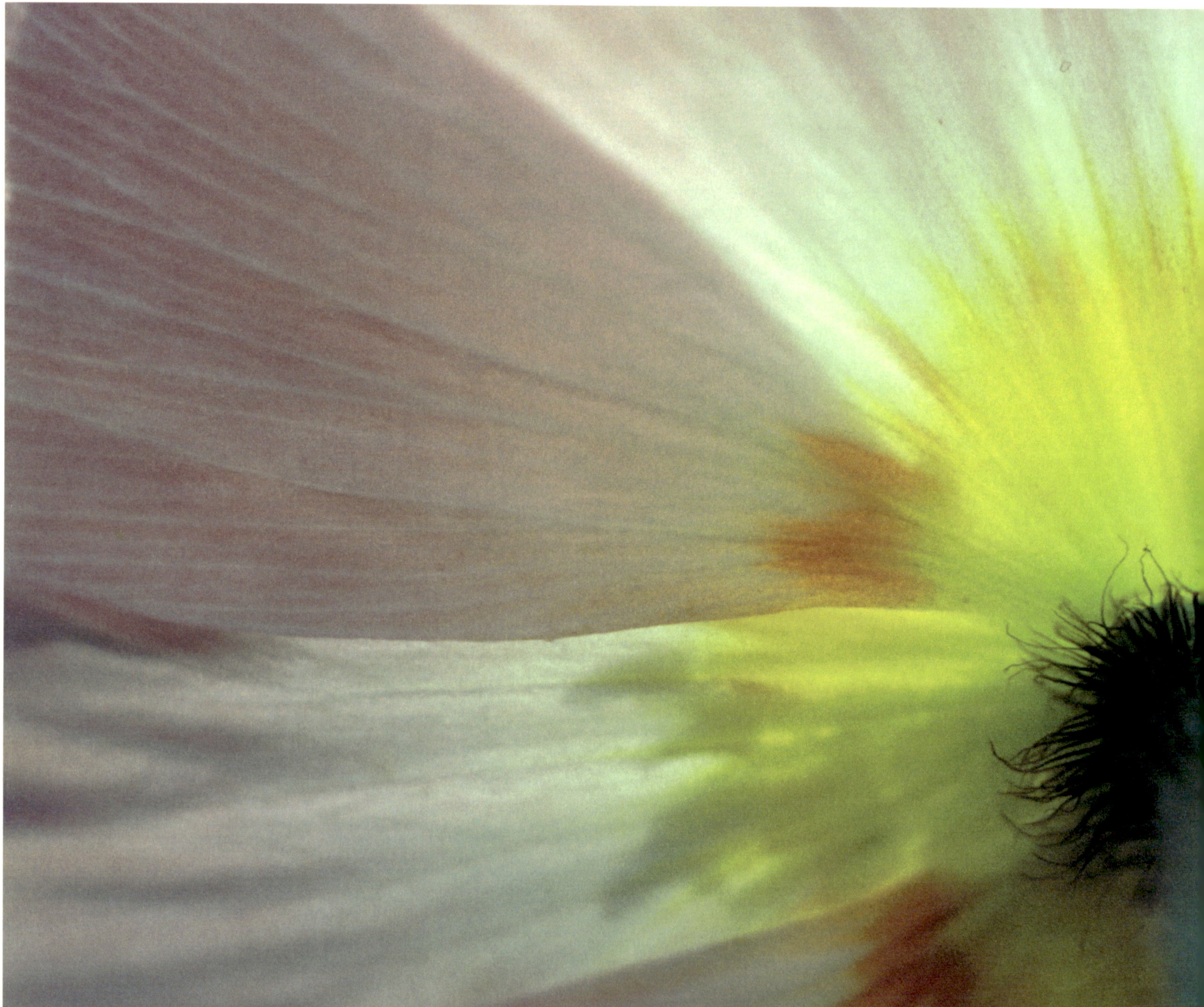

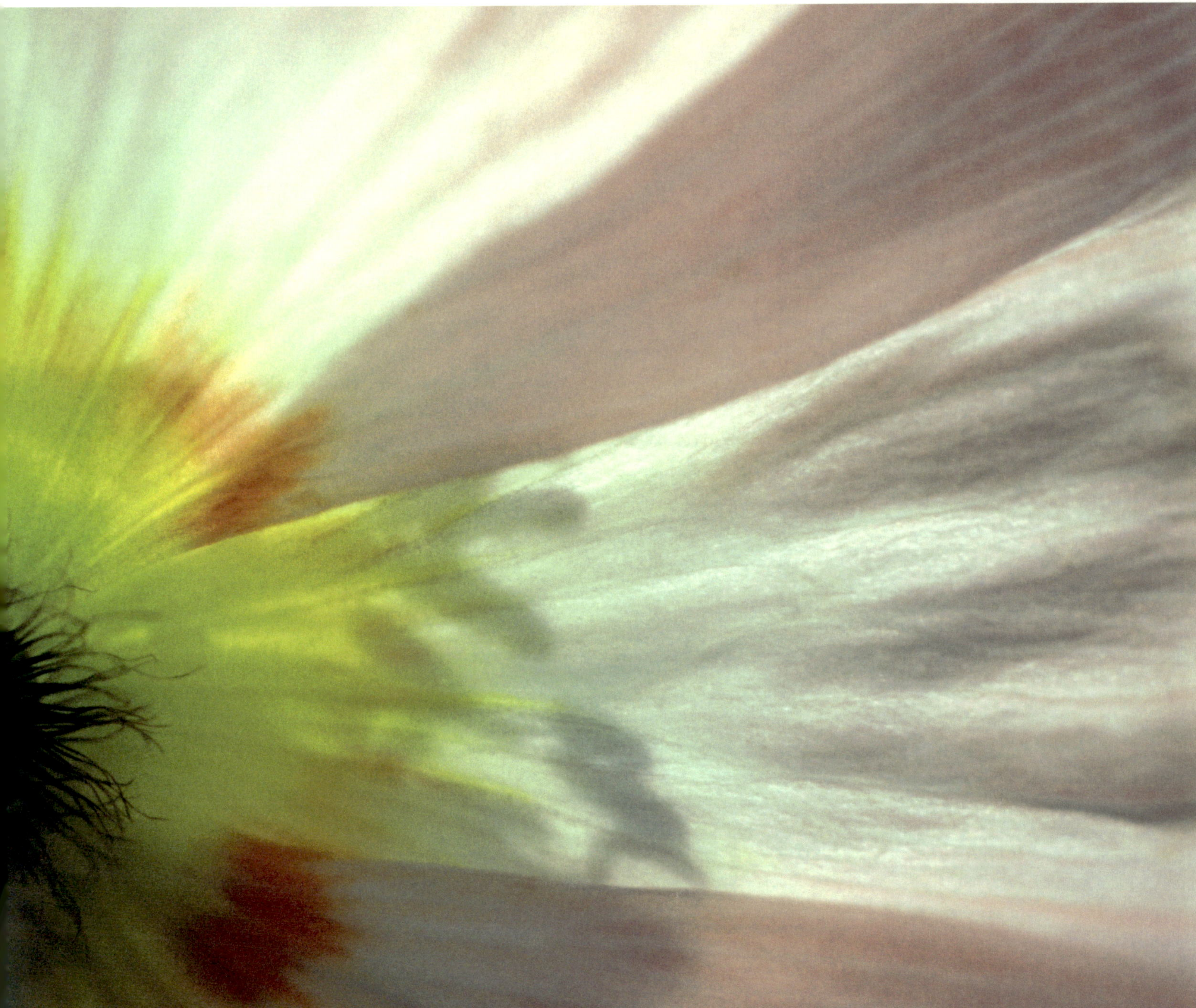

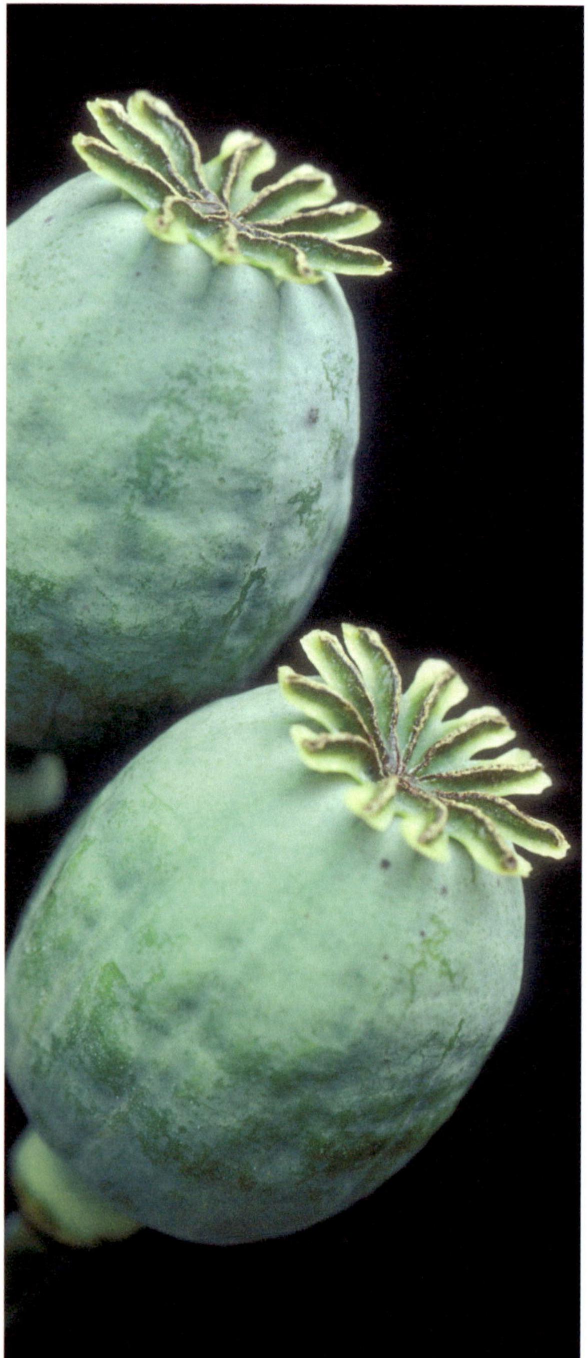

Mohnöl

Aus den Samen des Mohns wird kostbares Öl gewonnen – sie erreichen einen Fettgehalt von bis zu 45%. Durch Kaltpressung entsteht ein Öl von hellgelber Farbe mit einem wunderbar leichten, nussigen Geschmack, dem ausdrucksstarken Aroma des Mohns. Es wird vor allem in Österreich gepresst und hat dort bereits seit dem Mittelalter Tradition. Mohnöl war lange Zeit in Vergessenheit geraten; langsam findet diese Kostbarkeit wieder ihren Weg in die Küche. Mohnöl verfeinert vor allem Salate durch seinen intensiven Geschmack, während es zum Backen oder Braten nur begrenzt einsetzbar ist: Es darf wegen des hohen Gehalts an Linolsäure nicht über 170 Grad erhitzt werden.

Blaumohn ist die im Lebensmittelbereich am meisten verwendete Mohnsorte. Aus den dicken, blaugrauen Samen des Schlafmohns gewannen schon die Griechen vor rund 3 000 Jahren dieses bekömmliche Öl. Es ist geschmacklich etwas herber und intensiver im Aroma als die beiden anderen Sorten in weiß oder grau. Blaumohn-Öl sorgt in Kombination mit Schaf- und Ziegenkäse sowie als Dressing bei kräftigen Mischsalaten für Genussmomente ohnegleichen.

Graumohn nennt man hellgraue Samen mit feinem, mildem Mohngeschmack; sie harmonieren mit Salaten und Rohkost jeglicher Art.

Weißmohn ist eine seltene hellbeige bis sandfarbene Mohnsorte, die leicht nussig schmeckt und sich ebenfalls gut für grüne Salate und Spargel eignet.

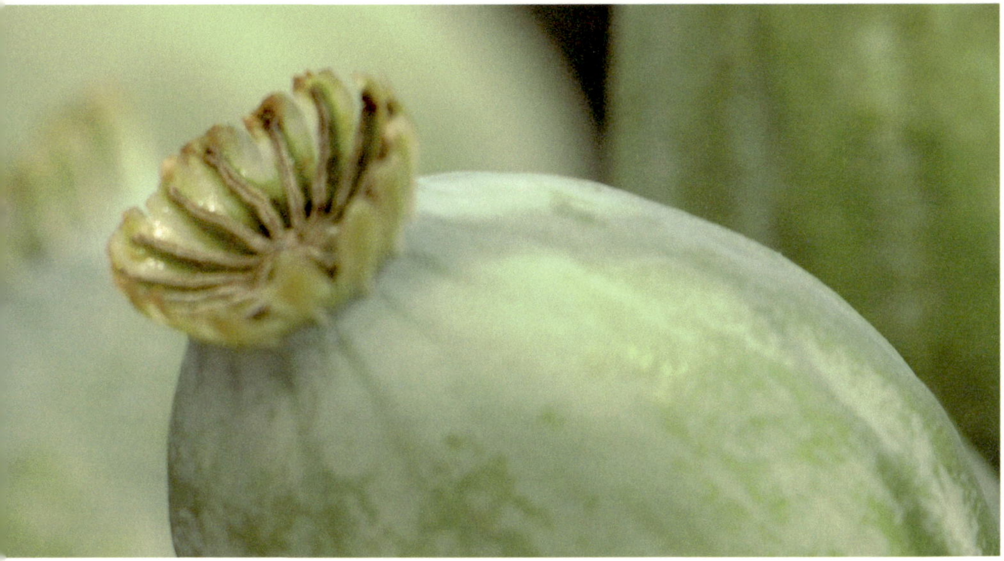

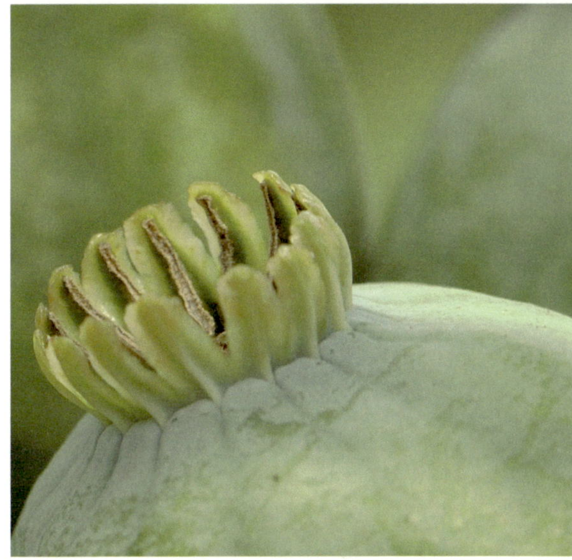

Aber nicht nur geschmacklich hat dieses Öl besondere Qualitäten, es überzeugt auch durch gesundheitliche Vorteile: Mohnöl zeichnet sich durch einen hohen Gehalt an mehrfach ungesättigten Fettsäuren (ca. 65,0 %) und Vitamin E aus. Es wirkt unter anderem positiv auf den Cholesterinabbau ein und stärkt das Immunsystem.

Ist man in den Besitz dieses wunderbaren Öls gekommen, sollte man einige Dinge bei der Aufbewahrung beachten, um sich den Genuss möglichst lange zu erhalten. Mohnöl sollte dunkel gelagert werden, ungeöffnet hält es sich etwa 12 Monate. Nach Anbruch muss es gekühlt und innerhalb von ca. drei Wochen aufgebraucht werden. Für den normalen Hausgebrauch empfiehlt sich deswegen eher der Kauf kleinerer Flaschen.

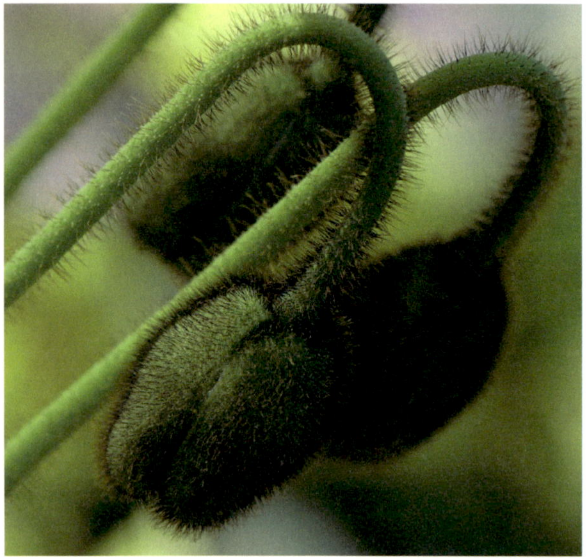

Köstliches Salatdressing mit Mohnöl

Mohnöl ist auch beliebt in Kosmetika. Herrlich duftend tut es trockener Haut besonders gut in Verbindung mit weiteren natürlichen Ölen aus Macadamia-, Hasel- oder Walnuss, Pflaumenkern oder Kokos. Für sommerliche Frische sorgt ein Mix aus ätherischen Ölen von Kokos, Mohn, Aprikose oder Orange. Erhältlich sind auch Badezusätze aus Mohn- und Hanföl, die Körper und Seele zu einer stimmungsvollen Pause vom Alltag verhelfen.

Zutaten:

* 2 EL Balsamico
* 3 EL Mohnöl
* 1 Tasse Milch, Sojadrink oder Joghurt
* Salz
* Pfeffer

Variante:

zusätzlich

* 1 zerdrückte Avocado
* 1-2 Löffel gemischte Frühlingskräuter (frisch)

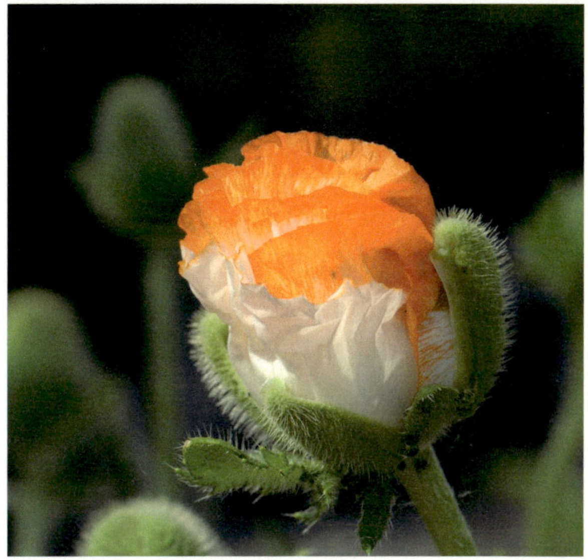

Besonders bekannt für den Mohnanbau ist das Waldviertel in Österreich, wo traditionell seit dem 12. Jahrhundert Mohn angebaut wird – Schlafmohn wohlgemerkt, dessen Anbau und Verwertung in Deutschland nicht zulässig ist.

Das Waldviertel bietet Mohnlehrpfade und Mohnseminare; zu Ehren des Mohns werden zahlreiche Festlichkeiten begangen: Es gibt Mohngartensonntage oder Mohnblütensonntage, Mohnstrudelwandertage und nicht zuletzt den Mohnkirtag, der seit 1995 jedes Jahr am dritten Sonntag im September im Mohndorf Armschlag stattfindet. Im Zentrum der Feierlichkeiten steht natürlich der Waldviertler Mohn, der in allen Variationen präsentiert wird:

* Mohnpflanzen und Saatgut, florale Gestecke mit Mohn, getrocknete Kapseln als Deko
* Kulinarisches: Mohnschokoladen, Mohnhonig, »Mohnfitüre«, Riesenmohnnudelpfanne, Mohnzelten, Mohntorten, Mohnspitz, Mohnkaffee, Mohntorten und allerlei feines Gebäck, Mohnkäse, Mohnpesto, Mohnschnaps, Mohnöl, Mohnsamen, Mohnkrapfen
* Kosmetik aus Mohnöl wie Seife, Massageöl, Körpermilch, Hautcremes
* Mohnmalerei, Bastel- und Handarbeiten mit Mohnmotiven

Darüber hinaus bieten zahlreiche Stände Informationen rund um den Mohn.

http://www.mohndorf.at

Als Symbol für Glück, Fruchtbarkeit und Reichtum ist es in einigen Ländern üblich, Mohnsamen statt Reis auf das Brautpaar zu werfen.

Traditionell gibt es vor allem in Osteuropa zu Neujahr Mohngebäck, mit dem man sich gegenseitig Glück, nie versiegenden Geldfluss und Kindersegen wünscht.

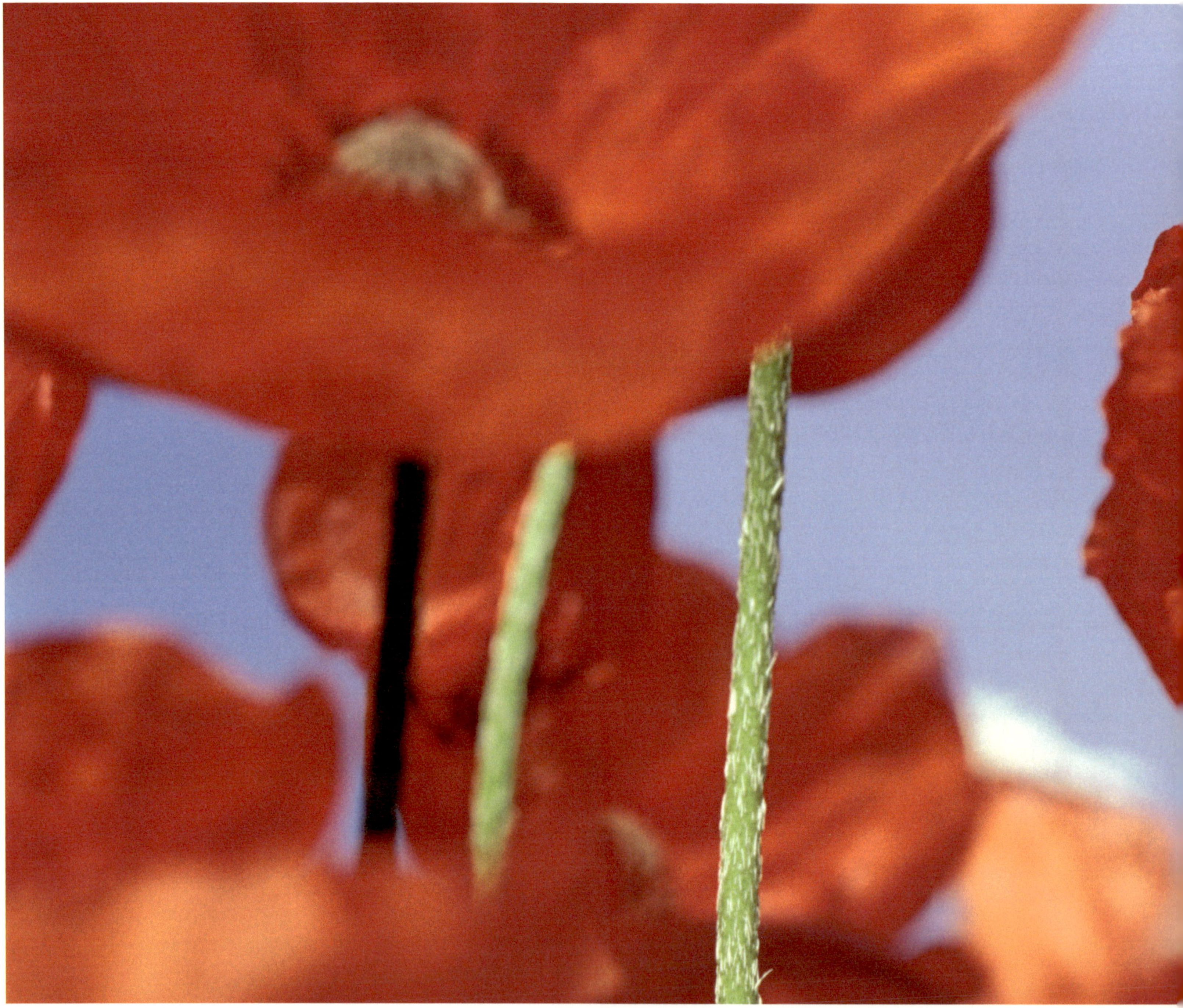

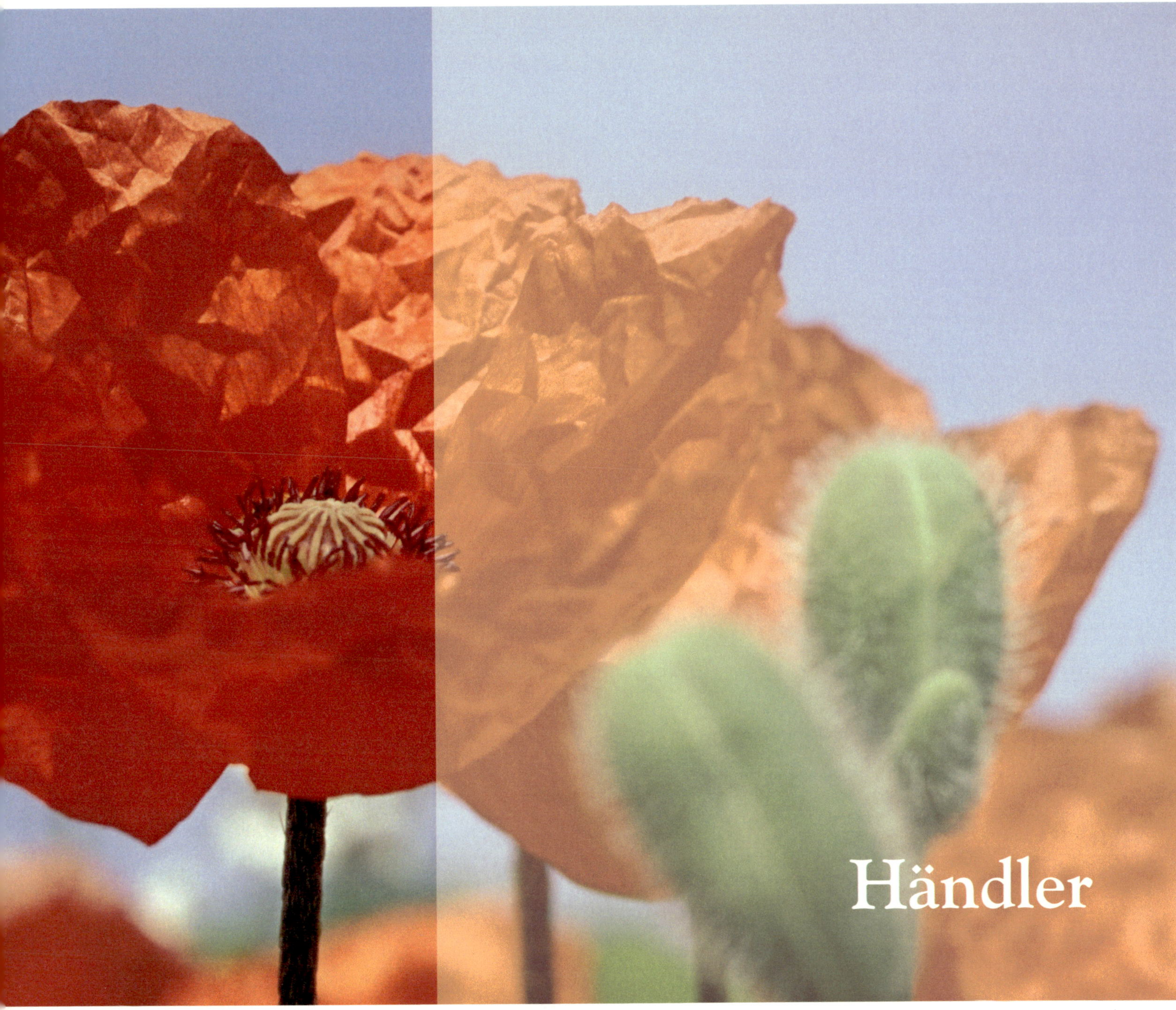
Händler

Gärtnereien mit breiter Auswahl an Ziermohn

geordnet nach PLZ-Gebieten (Quelle: Website Bund deutscher Staudengärtner: www.stauden.de)

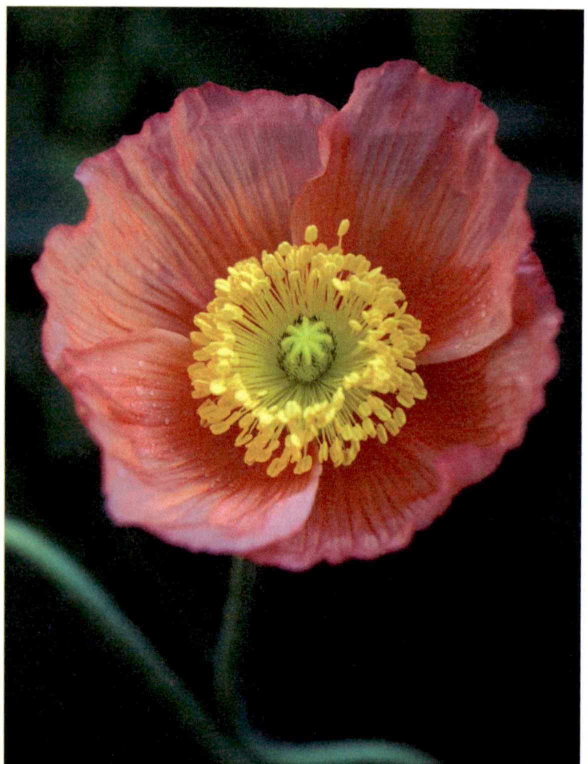

PLZ-Gebiet 1

Foerster-Stauden GmbH
(ca. 10 Papaversorten)
Inhaber:
Gerd Berthe, Wolfgang Härtel
Am Raubfang 6
14469 Potsdam-Bornim
Telefon: 0331-520294
Telefax: 0331-5672630
www.foerster-stauden.de
E-Mail:info@foerster-stauden.de

PLZ-Gebiet 2

Bremermann Stauden
(ca. 5 Papaversorten)
Inhaber:
M. u. J. Bremermann GbR
Neuenkruger Str. 5
26215 Gristede/Wiefelstede
Telefon: 04403-4959
Telefax: 04403-59985
www.bremermann-stauden.de
E-Mail:info@bremermann-stauden.de

Friesland Staudengarten
(78 Papaversorten)
Inhaber: Uwe Knöpnadel
Husumer Weg 16
26441 Jever OT Rahrdum
Telefon: 04461-3763 & -3764
Telefax: 04461-2307
www.friesland-staudengarten.de
E-Mail:info@friesland-staudengarten.de

Härlen Staudengärtnerei
(9 Papaversorten)
Inhaber: Uwe Härlen
Unter den Linden 100
21435 Stelle
Telefon: 04174-2221
Telefax: 04174-4405
www.haerlen-stauden.de
E-Mail: info@haerlen-stauden.de

Jelitto Staudensamen GmbH
(39 Papaversorten)
Inhaber: Georg Uebelhardt
Straße: Postfach 1264
PLZ/Ort: 29685 Schwarmstedt
Telefon: 05071-9829-0
Telefax: 05071-9829-27
www.jelitto.com
E-Mail: info@jelitto.com

Stauden Lienau
(5 Papaversorten)
Inhaber: Maren Lienau
Kirchenweg 18
24361 Damendorf
Telefon: 04353-9594
Telefax: 04353-1016
www.stauden-lienau.de
E-Mail: doerte.lienau@web.de

Pöppel-Stauden
(11 Papaversorten)
Inhaber: Eckehard Pöppel
Hauptstr. 95/An der B 51
28816 Stuhr-Seckenhausen
Telefon: 0421-804879
Telefax: 0421-801557
www.poeppel-stauden.de
E-Mail: info@poeppel-stauden.de

PLZ-Gebiet 3

Baltin-Stauden
(7 Papaversorten)
Inhaber: Christian Baltin
Mörser Str. 29
38442 Wolfsburg-Ehmen
Telefon: 05362-3008
Telefax: 05362-64329
www.baltin-stauden.de
E-Mail: info@baltin-stauden.de

Staudengärtner Heinz Klose
(5 Papaversorten)
Inhaber: Heinz-Richard Klose
Rosenstraße 10
34253 Lohfelden
Telefon: 0561-515555
Telefax: 0561-515120
www.staudengaertner-klose.de
E-Mail: info@staudengaertner-klose.de

Fortsetzung: PLZ-Gebiet 3

Stauden-Setter (5 Papaversorten)
Inhaber: Andreas Settertobulte
Neunkirchener Str. 451
33334 Gütersloh-Spexard
Telefon: 05241-49928
Telefax: 05241-46847
www.stauden-setter.de
E-Mail: info@stauden-setter.de

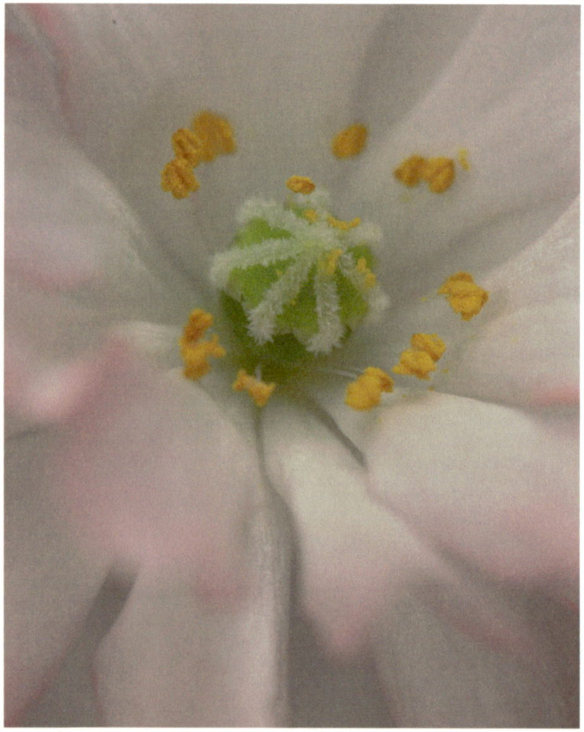

PLZ-Gebiet 4

Stauden Becker
(14 Papaversorten)
Inhaber:
Martin u. Kordula Becker
Püttmannstr./Dickerstr. 203
46539 Dinslaken
Telefon: 02064-93949
Telefax: 02064-4720980
www.stauden-becker.de
E-Mail: info@stauden-becker.de

Staudenkulturen Stade
(29 Papaversorten)
Inhaber: Helmut Stade
Beckenstrang 24
46325 Borken-Marbeck
Telefon: 02861-2604
Telefax: 02861-65136
www.stauden-stade.de
E-Mail: info@stauden-stade.de

PLZ-Gebiet 5 (keine bekannt)

PLZ-Gebiet 6

Baumschule Karl Schneider
(10 Papaversorten)
Inhaber: Karl-Heinz Schneider
Mittelpfad
(neben Friedhof Wi-Erbenheim)
65205 Wiesbaden-Erbenheim
Telefon: 0611-711171
Telefax: 0611-9721618
www.karlschneider.de
E-Mail: schneider-wbn-erbenheim@t-online.de

PLZ-Gebiet 7

Gärtnerei Jantzen
(8 Papaversorten)
Inhaber: Erika Jantzen
Sindelfinger Str. 85
72070 Tübingen
Telefon: 07071/440205
Telefax: 07071/4605
www.stauden-jantzen.de
E-Mail: erika-jantzen@stauden-jantzen.de

Gräfin von Zeppelin
(30 Papaversorten)
Inhaber: Aglaja von Rumohr
Weinstr. 2
79295 Sulzburg-Laufen
Telefon: 07634-69716
Telefax: 07634-6599
www.graefin-von-zeppelin.de
E-Mail: info@graefin-von-zeppelin.de

PLZ-Gebiet 8

Dieter Gaissmayer Staudengärtnerei
(14 Papaversorten)
Inhaber: Dieter Gaissmayer
Jungviehweide 3
89257 Illertissen
Telefon: 07303-7258
Telefax: 07303-42181
www.staudengaissmayer.de
E-Mail: info@staudengaissmayer.de

PLZ-Gebiet 9

Gärtnerei Goldmann
(8 Papaversorten)
Inhaber:
Inge und Rainer Goldmann
Alte Reutstraße 265
90765 Fürth-Braunsbach
Telefon: 0911/306545
Telefax: 0911/306188
www.goldmann-stauden.de
E-Mail: info@goldmann-stauden.de

Edgar Koch Staudenkulturen
(8 Papaversorten)
Inhaber: Klaus-Dieter Koch
Straße: Im kleinen Feld 8
PLZ/Ort: 99094 Erfurt-Bischleben
Telefon: 0361-7968206
Telefax: 0361-6024463
www.koch-stauden.de
E-Mail: klaus-d-koch@gmx.de

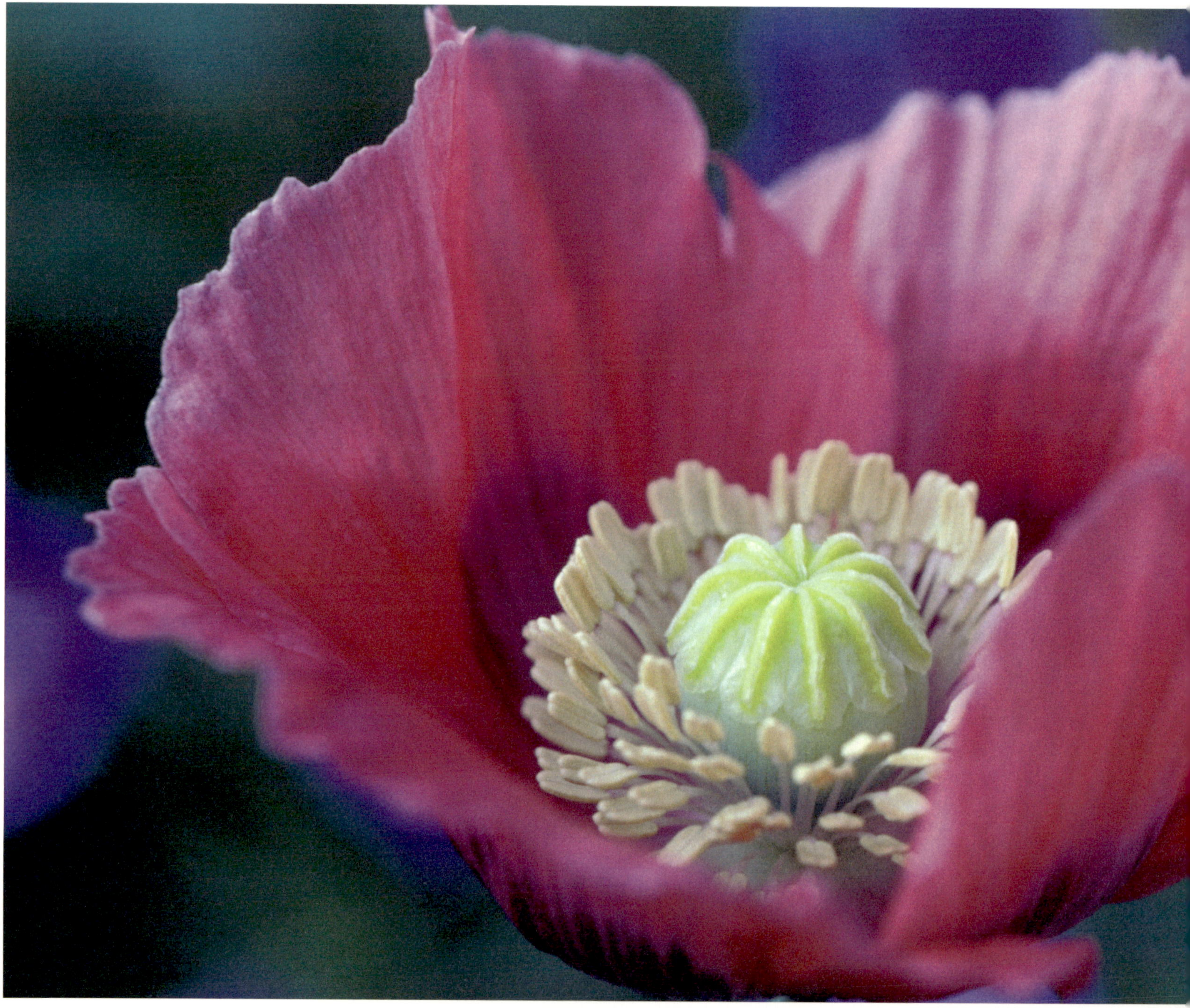

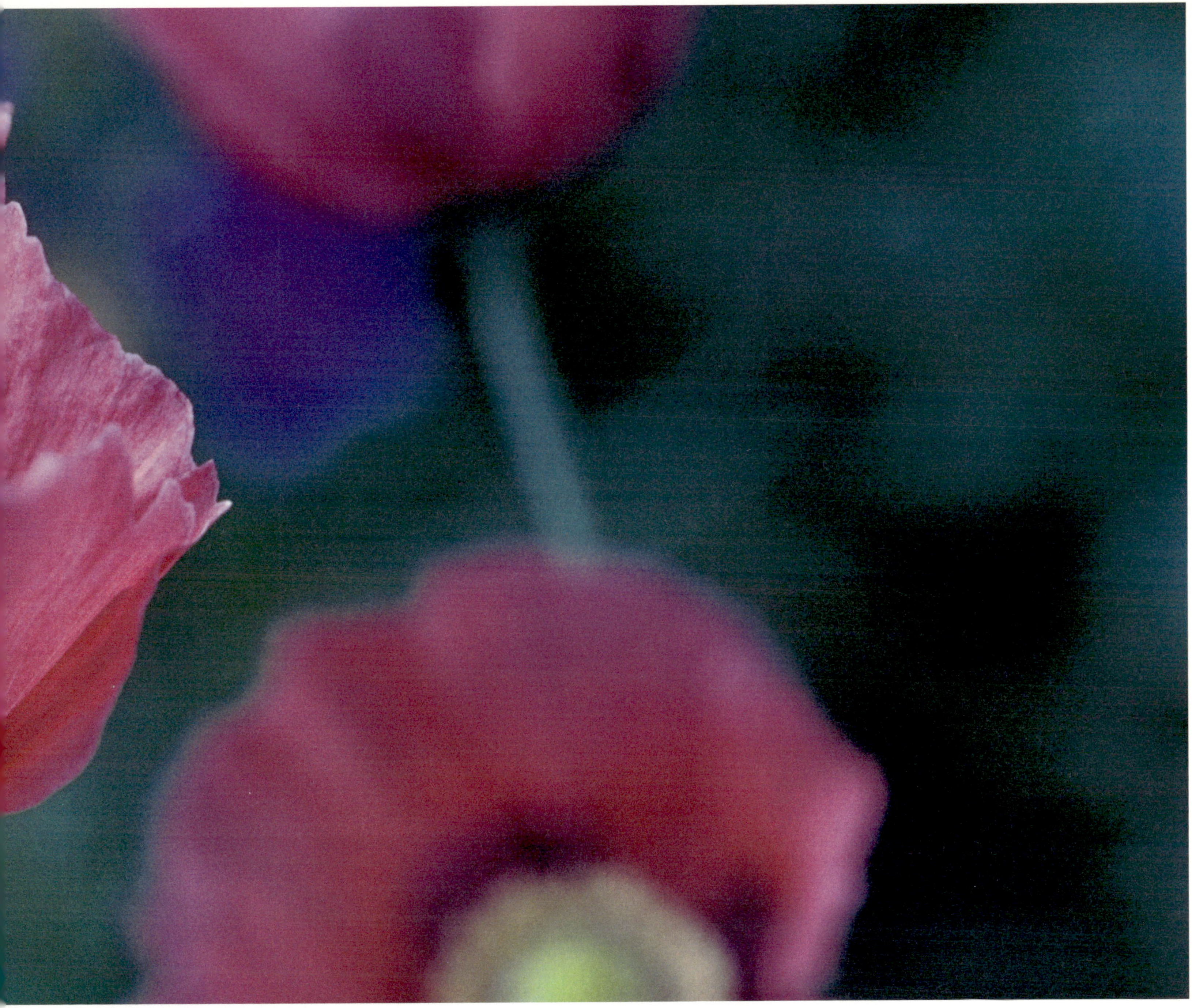

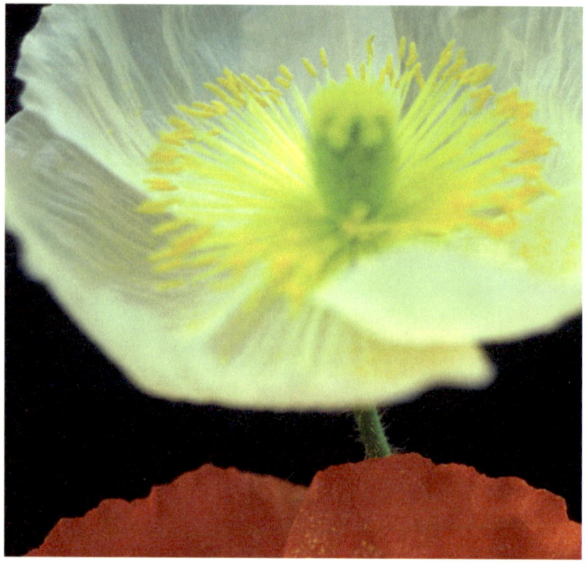

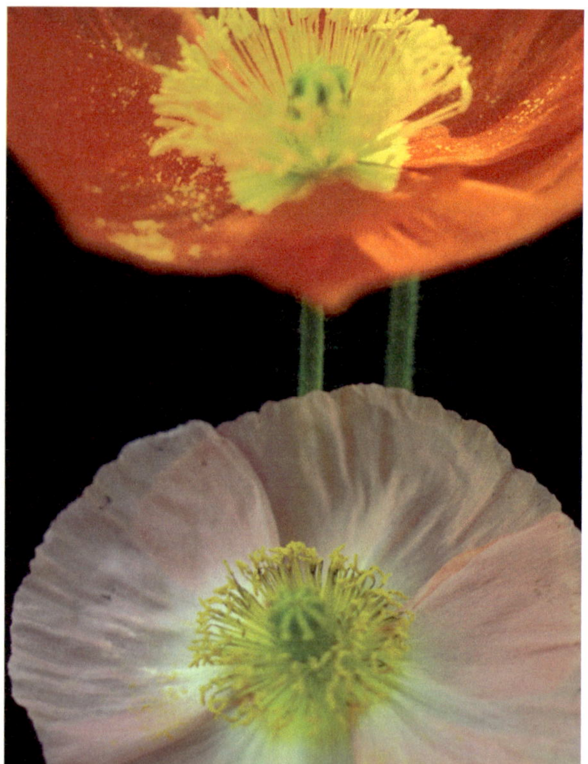

Textnachweis

S. 20: Gerold Effert: Leichtes Gepäck. In: Das Papierschiff. © 2000 Czernik-Verlag / Edition L, Hockenheim

S. 23: Pablo Neruda: Ich bekenne, ich habe gelebt. Memoiren. © Luchterhand Literatur Verlag München, in der Verlagsgruppe Random House GmbH

S. 54: Paul Celan: Mohn und Gedächtnis. © 1952 Deutsche Verlags-Anstalt München, in der Verlagsgruppe Random House GmbH

Abdruck der Texte mit freundlicher Genehmigung der Rechteinhaber. Für einige Texte waren die Rechteinhaber trotz intensiver Recherche nicht zu ermitteln; sie werden hiermit gebeten, sich an den Verlag zu wenden.

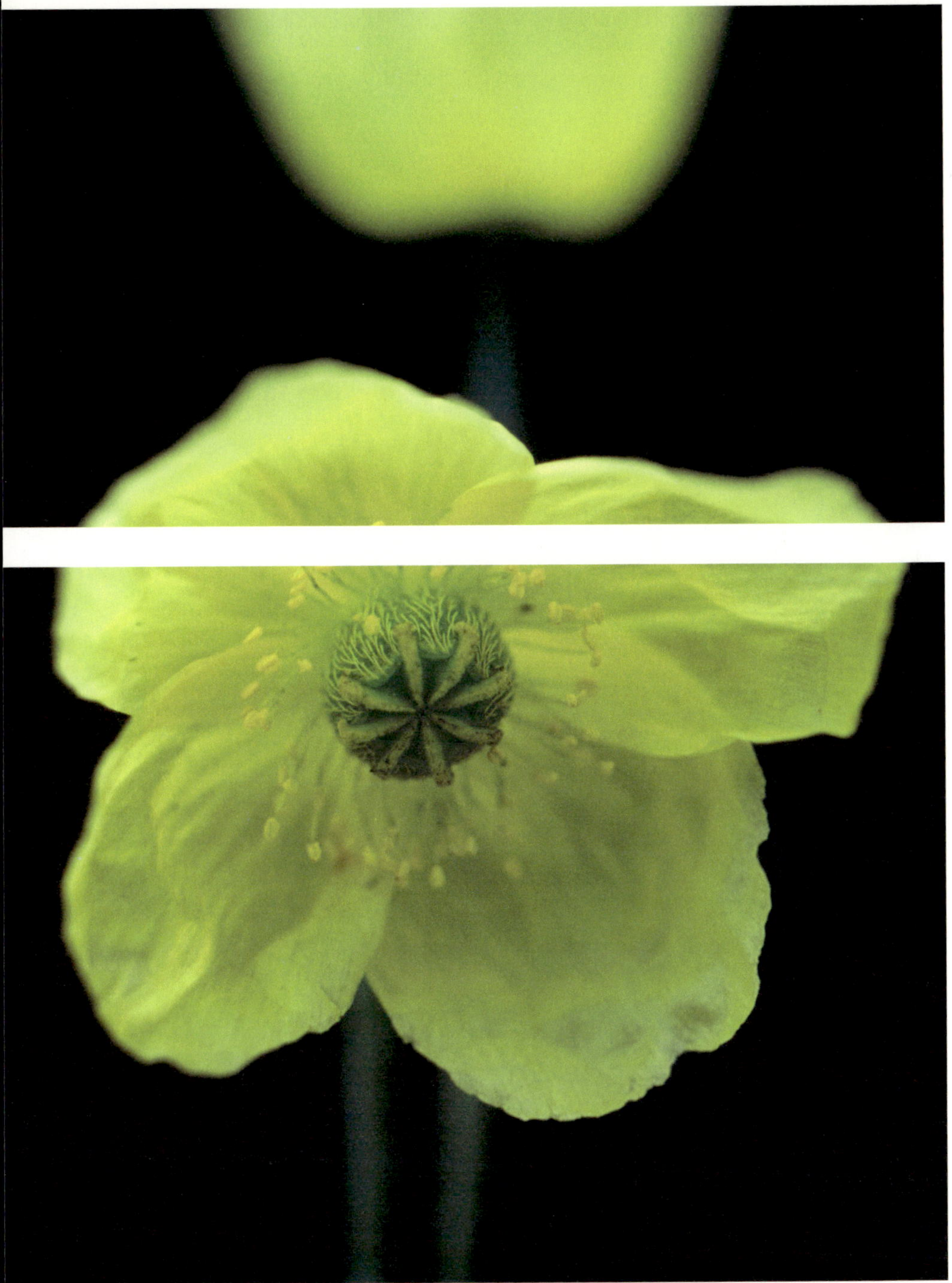

Dank

Many thanks to Julie Calhoun (USA) and Sandy Worth, Water Meadow Nursery (UK), for their wonderful poppies.

Die Fotografen

Horst Herzig, Diplom-Fotodesigner, 1954 in Offenbach geboren, war ab 1984 mehrere Jahre als freischaffender Werbefotograf tätig. Tina Herzig, geb. 1961 in Rüsselsheim, arbeitete nach einem BWL-Studium zunächst im Fotostudio ihres Mannes mit. Seit 1998 sind beide gemeinsam vorwiegend im Bereich Fotografie und Buchdesign für renommierte Verlage und Magazine tätig und können auf zahlreiche internationale Bildband- und Kalender-Publikationen zurückblicken.

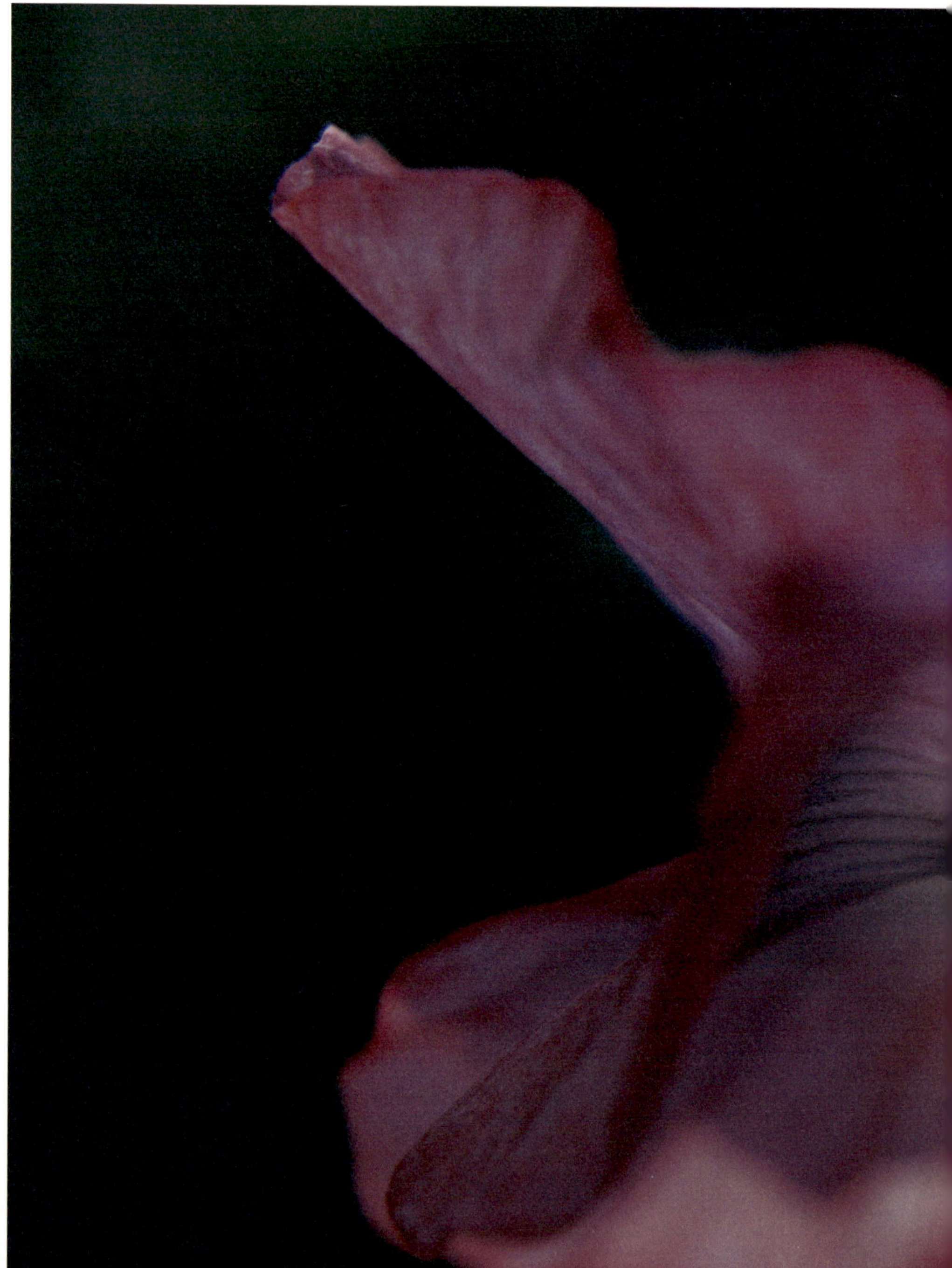

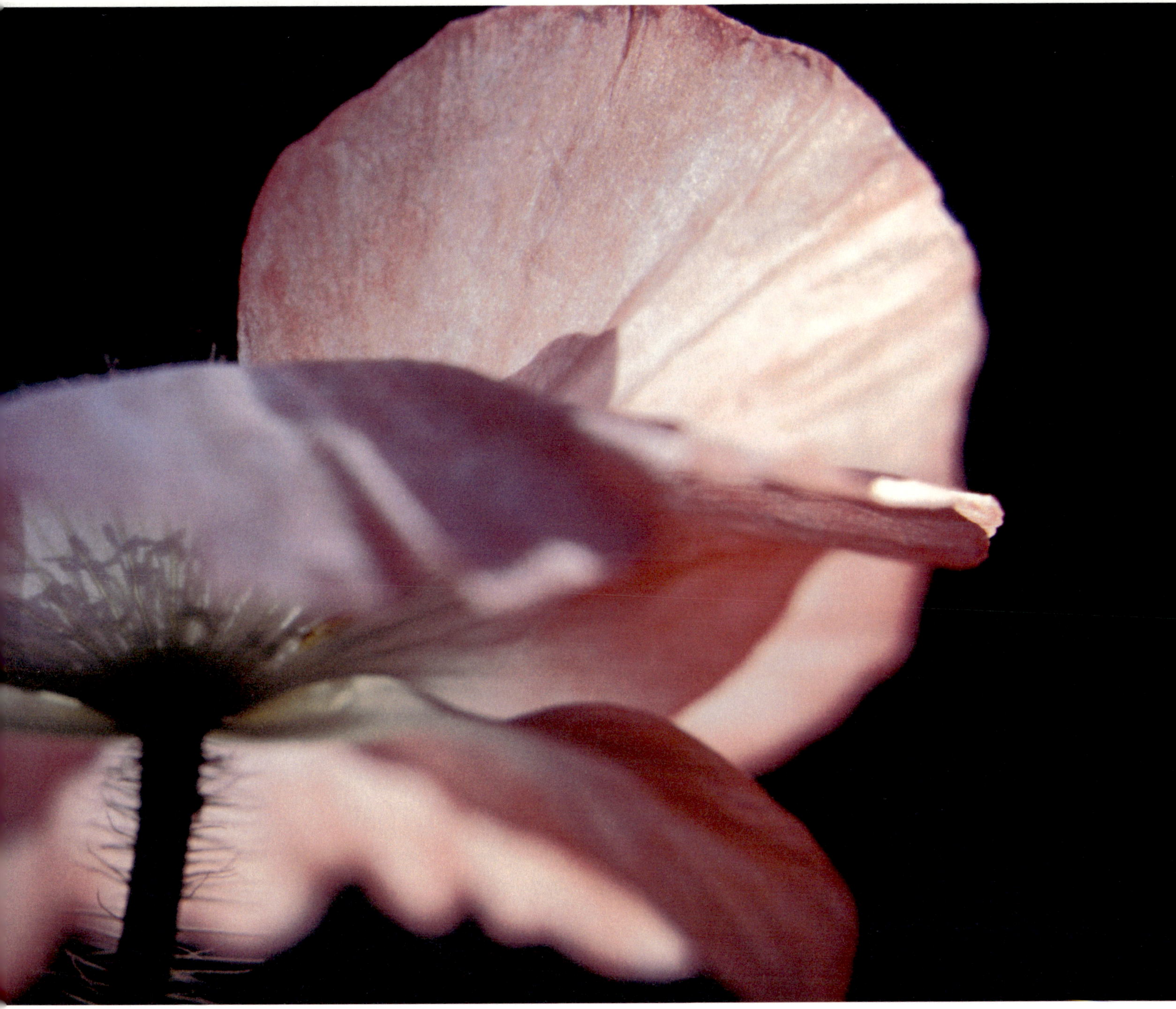

1. Auflage 2009

www.arsvivendi.com

Redaktion: Sandra Pews
Lektorat: Dr. Hanna Stegbauer
Grafische Gestaltung: Silke Klemt, www.silkeklemt.de
Umschlaggestaltung: Silke Klemt unter Verwendung
eines Fotos von Tina und Horst Herzig
Druck: Graphicom Srl
Printed in Italy

ISBN 978-3-89716-933-3